複雑系は21世紀の魔法のつえ

複雑系の方法序説

医学博士
佐藤政彦

たま出版

はじめに

複雑系は、主に一九八〇年代から各国で研究されています。

複雑系の学問は、二十世紀の自然科学と社会科学を駆使しても解決できない諸問題を検討し解決するための、いわば切り札になっています。しかし、このことは一般の人々には知られていないのが現実です。

複雑系の学問は、二十世紀の自然科学と社会科学を内包し、これらに新たな高次元の発想を加えたものです。複雑系理論を用いれば、二十世紀の自然科学と社会科学では解決できなかった諸問題を解決することが期待できます。

残念ながら、複雑系の学問の方法論は、まだ確立されていません。そこで本書では、複雑系の学問の方法論として、「複雑系の方法序説」を提唱することにしました。

日本人を取り巻く環境は、一九九〇年に始まるバブル経済崩壊以降、慢性的な不況の状態であり、閉塞感が漂っています。日本人は情緒が不安定となり、すさんだ気持ちになりやすくなっています。このような深刻な時代を切り開く上で、複雑系の学問は多くの貴重な英知を授けてくれるでしょう。

さらに、複雑系の学問の登場は、二十一世紀の人類にとってビッグチャンスとなる可能性を秘めているのです。複雑系の学問は「魔法のつえ」のようなものです。世界の人々が複雑系の学問を修得し、複雑系の発想を身につけて実践すれば、二十世紀の物質中心の価値観から解放され、二十一世紀においては、これまで人類が経験したことのない希望の時代が到来することになるでしょう。

二〇一四年四月

佐藤政彦

目次

第1章　複雑系とは

複雑系は主に一九八〇年代から各国で研究されていますが、この言葉は、もともと英語のcomplex systemsを日本語に訳したものです。

「系」という表現は、さまざまな名詞にくっつけて使われています。例えば、「渋谷系」と言えば、一般に東京の渋谷で流行しているもの（ファッションやミュージックなど）を意味しますが、渋谷的なものに引かれる人や、渋谷的な考え方を意味することもあります。

こうした使い方が、複雑系の「系」にもあてはまります。つまり、複雑系とは、複雑系に属する事象を意味するのです。

それと同時に、複雑系的な発想や考え方、複雑系を研究の対象とする学問を意味することもあります。二十世紀の自然科学と社会科学では解決できなかった諸問題を解決する切り札として、複雑系の学問には大きな期待が寄せられているのです。

複雑系の学問は、二十世紀の自然科学と社会科学を内包し、これらに新たな高次元の発想を加え、二十世紀の自然科学と社会科学では解決できなかった諸問題を解決することを目的としています。

まず、複雑系の学問の特性として、学際性があります。複雑系の研究者のスタンスは、二十世紀の自然科学と社会科学を駆使しても解決できない諸問題を検討する上で、専門分野の垣根を越えて情報交換を行い、解決に導いていこうとするものです。

複雑系の研究者の専門分野は、経済学、経営学、社会学、生物学、物理学、数学、化学など、さまざまです。一つのテーマに対して専門分野の異なる研究者たちが情報交換を行い、必要であれば共同研究を行えば、非常に効果的です。今日の日本においても、複雑系の研究が行われています。

その分野は、主に経済学、経営学、物理学、数学などです。

脳生理学的見地からしますと、複雑系を認識するためには右脳が大きくかかわることになります。そうした事実を、本書の「第2章　複雑系と脳生理学の関連性」で発表することにします。

この世の事象の謎を解明することに、敢然と挑戦した学者がいました。その人とは、十七世紀のフランスのデカルトです。デカルトは、一六三七年に「方法序説」という本を発表し、機械論と要素還元主義を車の両輪として研究を行いました。

機械論とは、世界はいかに複雑に見えても、結局は機械のようなものであるという発想です。世界は単純な部品から構成されているという考え方です。そして、同一の運動法則が全宇宙を支配しているという説を唱えました。

また、要素還元主義とは、対象を認識するためには、これを要素に分解し、分析し、一つ一つの要素を詳しく調べたのち、それらの結果を論理的に集めれば対象は認識されるという考え方です。

そうやって、デカルトは世界を力学的に認識することを試みるようになったのです。その後、ニュートンが十七世紀から十八世紀にかけてニュートン力学を打ち立てました。デカルトとニュートンによって確立された近代科学は大きな発展をとげ、現代科学に至っています。

現代科学である二十世紀の自然科学と社会科学で解決できるものが「単純系」です。複雑系と対比するため、ここでは単純系と表現することにします。

単純系の特徴としては、次のようなことがあげられます。

①機械論が適用される。
②要素還元主義が適用される。別の表現をすれば、重ね合わせの原理が適用される。つまり、対象を要素に分解し、分析し、一つ一つの要素を詳しく調べたのち、それらの結果を論理的に集めれば対象は認識されるという考え方です。
③明確な因果関係から成り立っている。つまり、ある結果には必ず特定の原因が存在すると結論づけることが可能であるという考え方です。
④閉鎖系で、平衡（均衡）状態においては、よく観察される。
⑤数式を用いて考察されることが多い。

ところが実際には、時計じかけの機械的宇宙の象徴であるとみなされていた太陽系でさえ、カオスがひそんでいます。つまり、宇宙において、惑星たちはどれも複数の他の惑星からの万有引力を受けていますので、その運動は多体問題と呼ばれる力学になります。三体以上の物体の力学には、初期条件に敏感に反応する要素がとてもたくさんあるのです。以上のことは、十九世紀の終わりに数学者のポアンカレが初めて指摘しました。

つまり、太陽系においては、カオスはとても小さいので二体間の運動に近似でき、あたかも解は安定で時計じかけのように見えているにすぎません。したがって、純粋に単純系であるものはほとんどなく、単純系で近似可能なものが存在していることなのです。この世の事象の中で、これらを除いたものが、複雑系であると言えます。

サンタフェ研究所は、複雑系の研究所として世界的に有名で、一九八六年にスタートしました。一九七七年にノーベル物理学賞を受賞したP・W・

アンダーソン博士は、同研究所での複雑系の研究に参画しました。アンダーソン博士は、一九八九年に開催された日本での講演会で、次のような奥深い発言をしました。

「これまでの科学は、複雑な世界をすべて説明しようとしてきたが、サンタフェ研究所の研究者たちは、それとは逆のことをしようとしている。すなわち、この複雑な世界について、世界自身に語らせようとしているのである。サンタフェ研究所の研究者たちは、複雑系を複雑なまま把握する」

複雑系に属するものの中で、学問の対象となるのは、生物（生命体）、経営、経済、社会などであると考えられます。

さて、複雑系の重要な理論として、「散逸構造理論」と「カオス理論」があります。

複雑系は、その構成要素だけを見ていては全体の動向は分かりません。要素間の相互作用の結果として「自己組織化」が発現して、異なる次元の新しい性質が現れるからです。異なる次元の新しい性質が現れることを、「創発」と言います。なかでも、生物（生命体）は、まさに「自己組織化」が生み出したものといえます。

「自己組織化」を端的に表現しますと、システムの構造と機能が外部の力により決められるのではなく、システム自身がそれらを作り出していくことです。「自己組織化」が発現しているシステムは、機械とは本質的に異なっているのです。

この「自己組織化」のプロセスは、「散逸構造理論」によって深く解明されました。ブリュッセル学派のイリヤ・プリゴジン博士は、この研究業績で一九七七年にノーベル賞を受賞しています。

「自己組織化」は、自然科学（生命科学を含む）と社会科学が研究の対象とする領域で観察されます。「自己組織化」が発現すると、異なる次元の新しい性質が現れてきます。繰り返しになりますが、このことを「創発」と言います。散逸構造理論については、あとで詳しく述べます。

複雑系においては、重ね合わせの原理は通用せず、全体は部分の総和以上のものです。複雑系は、無秩序なものから秩序あるものが形成されたものであるとも言えます。熱力学の第二法則（秩序は、時間とともに無秩序になる）とは逆のプロセスが働いているのです。

また、「明確な因果関係から成り立っている世界」と「偶然」との間には、「カオス」と呼ばれる状態が存在することが分かりました。「カオス」は、「明確な因果関係から成り立っている世界」と「偶然」との間に位置しています。「明確な因果関係から成り立っている世界」とは、例えばニュートンの運動方程式が適用される世界があげられます。ニュートンの運動方程式に初期条件（初期値）を代入すれば、将来の様子がはっきりと分かります（決定論であり、方程式の解が安定している）。

一方、「偶然」とは、例えばサイコロをふったときに出る「目」のことです。このときには確率論が用いられます。

「カオス」は、「明確な因果関係から成り立っている世界」に「偶然」が入り込んだ状態と表現することができると考えられます。

カオス理論は、複雑系の重要な理論です。カオスに属する事象は、いずれも不規則に見えますが、その背後には法則があり、決定論であるのです。

ただし、カオスの場合には、決定論の方程式の解が不安定です。カオス理論についても、あとで詳しく述べます。

第2章

複雑系と脳生理学の関連性

アメリカのカリフォルニア工科大学のロジャー・スペリー博士は、一九七五年に「大脳半球の機能分化の解明」を発表しました。大脳は、右脳《うのう》と左脳《さのう》に分かれています。スペリー博士は、右脳と左脳の働きには違いがあり、それぞれの役割分担を解明しました。この業績により、スペリー博士は、一九八一年にノーベル生理学医学賞を受賞しています。

右脳と左脳の役割は、次ページの表のようになっています。

近代科学は、デカルトの方法序説に立脚しています。機械論と要素還元主義を車の両輪として研究を行い、大きな成果をあげ、現代科学に至っています。

前章でも述べたように、機械論とは、世界はいかに複雑に見えても、結局は機械のようなものであるという発想です。そして、同一の運動法則が全宇宙を支配しているという考え方です。

◎右脳の役割

ひらめき、直感、感性、創造、イメージ（想像）、統合、図形・空間認識、経験的理解、無意識、左半身の知覚と運動など

◎左脳の役割

言語、計算、論理、分析、知識、マニュアル通りに実行する、機械の操作、意識、右半身の知覚と運動など

また、要素還元主義とは、対象を認識するためには、これを要素に分解し、分析し、一つ一つの要素を詳しく調べたのち、これらの結果を論理的に集めれば対象は認識されるという考え方です。

したがって、近代科学と現代科学には、脳生理学的に見ますと、左脳が大きくかかわっていることが分かります。二十世紀の自然科学と社会科学で解決できるものが「単純系」であり、この単純系の認識には、左脳が大きくかかわっているのです。

これに対して、複雑系においては重ね合わせの原理は通用せず、全体は部分の総和以上のものです。部分が自己組織化の機序で集結することにより、全体として見たときには、異なる次元の新しい性質が現れてくる、つまり、「創発」が現れるのです。

そのため、複雑系を認識するためには、全体をありのままにとらえる（複雑系を複雑なまま把握する）視点が必要とされます。そしてその際には、直感、ひらめき、感性などが重要となってきます。

したがって、複雑系を認識するためには、脳生理学的に見ると右脳が大きくかかわってくるのです（当然、左脳の働きも必要です）。

ハンガリー出身の科学哲学者・物理化学者・社会科学者であったマイケル・ポラニーは、「われわれは言葉で語るよりも多くを知っている」という概念を提唱しました。そして、言葉で表現することができない知を「暗黙知」と呼びました。

それに対して、言葉によって表現することができる知を、本書では「言語知」と呼ぶことにします。

暗黙知には、経験を積むことにより得られる、直感（勘）、洞察力などが含まれます。一方、言語知には、論理、分析、計算、知識などが含まれます。脳生理学的に見ますと、暗黙知には右脳が、言語知には左脳が、それぞれ深くかかわっています。

近代科学や現代科学の知は、言語知です。一方、複雑系の事象を認識するためには、当然言語知もとても大切ですが、暗黙知が特に重要になってくるのです。

暗黙知は、経験を積むことにより得られるのです。暗黙知は、頭による理解ではなく、フィールド（実際の現場）における対象の生きた姿に直接かかわり、体感、体得することにより身についていくものです。

実務に関して言えば、言語知だけでなく、暗黙知も活用することが必要となってきます。ビジネスの世界にしても、学問の世界にしても、仕事や研究には、単純系的なものと複雑系的なものがあります。

単純系的なものとは、言語知が関与した左脳的なものです。一方、複雑系的なものとは、暗黙知が関与した右脳的なものです。

ビジネスの世界においては、言語知は日常の業務の基本です。知識、マニュアル、会話、読む、書く、論理、分析、計算、ＩＴの活用などがあげられます。暗黙知としては、直感（勘）、洞察力、臨機応変的対応、創意工夫などがあげられます。

日本の企業においては、安定成長の時代には、言語知をきっちりと働かせていればスムーズに効率良く運営することができました。つまり、安定成長の時代には、企業の方向性は定まっており、トップダウン的に立案された計画を、職員が正確に間違いなくこなしていれば、業績を着実にあげることができました。

しかし、そうした時代は終わり、激動の大競争時代の状況下においては、言語知をきっちりと働かせると同時に、暗黙知をいかに十分に発揮するかが大きな鍵を握っています。つまり、日常業務をきっちりと遂行すると同時に、直感、洞察力、臨機応変的対応、創意工夫などをいかに十分に発揮するかにかかっているのです。

学問の世界においても、単純系を扱う分野においては、言語知（左脳的なもの、つまり、現代科学）を緻密《ちみつ》に働かせていれば問題をスムーズに解くことができます。しかし、生物（生命体）、経営、経済、社会などの複雑系を扱うときには、言語知（左脳的なもの、つまり現代科学）を緻密に働かせると同時に、暗黙知（右脳的なもの）をいかに十分に発揮するかが大きな鍵を握っているのです。

さて、ビジネスの世界や学問の世界において、言語知と暗黙知を十分に発揮しても解決できない難題、難問に直面したときには、どうすればいいのでしょうか。

そのときは、右脳左脳理論を活用することにより、効果的にひらめきや直感を発現させ解決するのです。それについては、本書の「第3章 複雑系の方法序説 2、脳生理学を活用する」を参照してください。


さて、ひらめきや直感は、脳の無意識領域（潜在意識領域）を活用することにより発現します。

無意識領域には、いわばビデオテープのようなものが存在し、人が生まれてから死ぬまでの様子がたえず収録されていきます。この事実は、脳外科学の世界的権威であったワイルダー・ペンフィールド博士の研究や、心理学における「知覚識閾《しきいき》」という実験によって判明しました。

私たちは、意識的にはまったく気づかない膨大な量の情報を、無意識の領域で感知しています。そして、それらの情報は、ビデオテープのようなものにたえず収録されています。意識で認識しているのは、全情報量のうちのほんのわずかですが、無意識領域には、きわめて膨大な量の情報や記憶が蓄積されているのです。

ひらめきや直感は、無意識領域の情報や記憶が働き出して、意識にのぼってくることにより発現するのです。

第3章　複雑系の方法序説

近代科学の創始者であるデカルトは、それまでの学問の方法論をすべて否定し、真の学問を確立しようと考え、一六三七年に「方法序説」という本を発表して、学問の方法論を四つの規則にまとめました。

①明晰《めいせき》性の規則

筋道が立っていて明らかで、はっきりしたもののみを真実であると認めることであり、速断や先入観を排除するというもの。

②分析の規則

対象を認識するためには、これを要素に分解し、一つ一つの要素を調べること。

③総合の規則

上記②の分析により、一つ一つの要素を調べた結果を、論理的に集めると、対象は認識されるという考え方。

④ 枚挙の規則

誤りや見落としがないかどうかを、一つ一つ見直して慎重に検討すること。

以上、デカルトが発表した方法序説は、二十世紀の自然科学と社会科学で解決できる単純系に対しては有効です。

しかし、この方法序説は、二十世紀の自然科学と社会科学を駆使しても解決することができない複雑系に対しては不十分です。複雑系に対しては、前記の③総合の規則を適用することはできません。複雑系においては、重ね合わせの原理は通用せず、全体は部分の総和以上のものであるからです。部分が自己組織化の機序で集結することにより、異なる次元の新しい性質が現れてくる、つまり、創発が発現するのです。

複雑系の学問の方法論は、いまだ確立されていません。

そこで、私は複雑系の学問の方法論として、「複雑系の方法序説」を提唱します。

「複雑系の方法序説」では、次の四つの方法があげられます。これらを適宜、組み合わせることによって、効果を発揮します。

1、学際的研究
2、脳生理学を活用する
3、散逸構造理論を活用する
4、カオス理論を活用する

「はじめに」で、私は「複雑系の学問は、二十世紀の自然科学と社会科学を内包し、これらに新たな高次元の発想を加えたもの」と述べましたが、この高次元の発想が、いま述べた四つの方法なのです。

1、学際的研究

二十世紀の自然科学と社会科学を駆使しても解決できなかった諸問題を検討するためには、専門分野の垣根を越えて情報交換し、共同で研究を行い、解決に導いていこうとする学際的研究が効果的です。

前述したように、複雑系の研究所として世界的に有名なものとして、アメリカのサンタフェ研究所があげられます。サンタフェ研究所がスタートしたのは一九八六年。同研究所では、物理学者や経済学者などが専門分野の垣根を越えて情報交換を行い、共同で研究しています。

散逸構造理論で一九七七年にノーベル賞を受賞したイリヤ・プリゴジン博士は、ブリュッセル学派を率いました。ブリュッセル学派は、科学の統合の必要性を唱えています。散逸構造理論を、物理学や化学の範囲内だけでなく、経営学、経済学および生物学などにも適用していくことが可能であるとしています。そして、専門分野の垣根を越えて情報交換を行い、共同で研究しています。

京都大学基礎物理学研究所は、湯川秀樹博士が、ノーベル物理学賞を一九四九年に受賞したことを記念にして創設されました（湯川博士は、日本最初のノーベル賞受賞者です）。初代所長であった湯川博士は、科学には境界はないと考えており、専門分野の垣根を越えて情報交換を行い研究することを奨励しました。一九九二年夏、日本の複雑系の研究者が集まった「第一回複雑系研究会」が京都大学基礎物理学研究所で開催されました。さまざまな専門分野の研究者たちが講演を行いました。

2、脳生理学を活用する

これまで述べてきたように、複雑系においては、重ね合わせの原理は通用せず、全体は部分の総和以上のものです。部分が自己組織化の機序で集結することにより、全体として見たときには、異なる次元の新しい性質が現れてくる、つまり創発が発現するのです。そのため、複雑系を認識するためには、全体をありのままにとらえる（複雑系を複雑なまま把握する）視点が必要とされます。その際には、直感、ひらめき、感性などが重要となってきます。したがって、複雑系を認識するためには、脳生理学的に見ると、右脳が大きくかかわってくるのです。

複雑系を認識するためには、脳生理学の知見が大いに役に立ちます。

これから、

（1）右脳左脳理論

（2）右脳左脳理論活用法

（参考）脳の生理と解剖

について、くわしく述べていくことにします。なお、これら脳生理学の知見は、能力開発に活用することができます。

（１）右脳左脳理論

大脳は、右脳と左脳に分かれていて、脳梁《のうりょう》という神経線維の束《たば》によって結ばれています（**図１参照**）。

脳の中の無意識（潜在意識）の領域には、ビデオテープのようなものが存在し、人が生まれてから死ぬまでの様子が、たえず収録されていきます。私たちは、意識的にはまったく気づかない膨大な量の情報を、無意識の領域で感知しているのです。そして、それらはビデオテープのようなものにたえず収録されていきます。意識で認識しているのは、全情報量のうちのほんのわずかです。無意識領域には、きわめて膨大な量の情報や記憶が蓄

図1

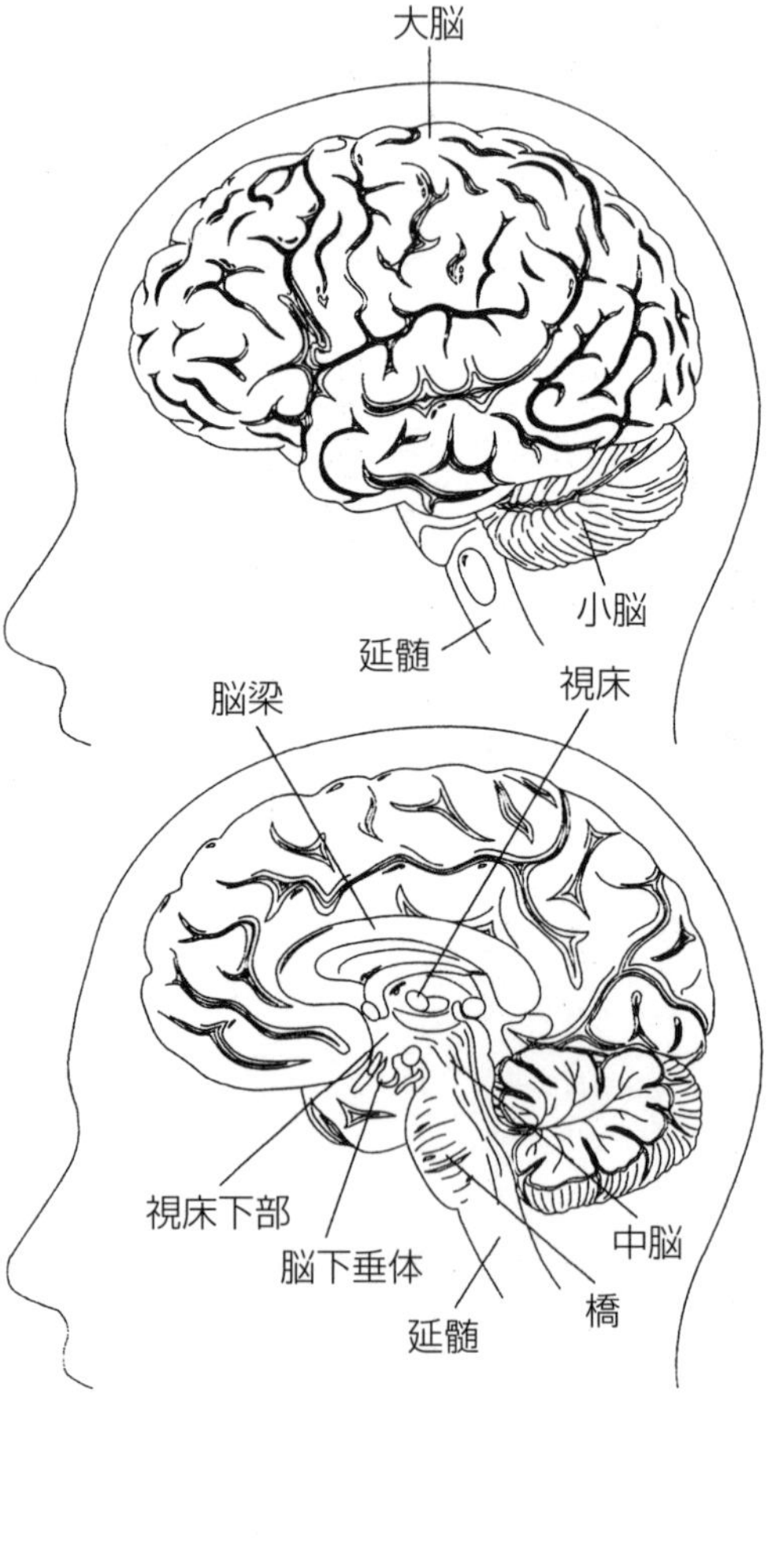

積されているのです。この事実は、脳外科学の世界的権威であったワイルダー・ペンフィールド博士の研究や、心理学における「知覚識閾《しきいき》」という実験により判明しました。

この無意識の領域に働きかける方法として、「サブリミナル効果」があります。例えば、次のようなことがあります。

普通、映画のフィルムは一秒間に二十四コマ流れますが、ある映画館で、二十五番目のコマに「オレンジジュースを飲みましょう」という映像ＣＭを入れて、五秒ごとに流しました。これは、あまりに短いので観客は意識しませんが、無意識の領域の記憶となります。

映画が終わった後、この映画館では、普段よりもオレンジジュースの売り上げが二五％アップしたのです。これは、無意識領域の記憶としての「オレンジジュースを飲みましょう」という映像の呼びかけにこたえるかたちで、売店でオレンジジュースを目にしたとき、当人は知らないうちにオレンジジュースを買うことになった結果です。

無意識の領域の記憶や情報は、意識された記憶（左脳により言語化され、記銘、保持、再生というメカニズムによるもの）と比べると、ほとんど無尽蔵と言っていいほど大量にあります。

精神科医であり心理学者のC・G・ユングによれば、無意識の領域のさらに奥深いところには、集合的無意識というものがあり、ここには、これまで人類が得た英知が存在するということです。

右脳は、無意識と集合的無意識に関係があり、これらを活用すると、ひらめきとか直感となって現れてきます。

これに対して、左脳は意識領域と関係しています。

前述のとおり、ロジャー・スペリー博士は、一九七五年に「大脳半球の機能分化の解明」を発表しました。スペリー博士は、右脳と左脳の働きには違いがあり、それぞれの役割分担を解明したのです。

有史以前の人類は、右脳が左脳と比べて優位でした。生きていくためには、勘（直感）をとぎすませて危険を予知したりしなければならず、また、食物をさがすのも勘がたよりでした。対人関係も、言葉（言語）よりも心でつながっていたのです。

それに対して、文明の発達とともに左脳が優位となってきました。

現代人は、左脳中心に偏り過ぎており、右脳の働きは低下しています。現代社会においては、左脳を使うことがとても増えてきましたし、また、左脳を使うことを要求されるのです。現代社会は、言語と貨幣を媒介として成立しているせいもあって、人と人との会話、文字や文章を読んだり書いたりすること、電話への対応、お金の計算などが仕事の大部分を占めているからです。

左脳の働きはもちろん大切ですが、左脳中心に偏り過ぎていると、例えば、分析することだけに注意が集中してしまい、細かいことばかりに目を奪われ、全体を見失ってしまいます。

私たちの仕事は、左脳を使ってすることが大部分です。現代社会においては、左脳はいやおうなしに使うし、左脳だけが前面に出て、右脳は隠れています。競争の激しいビジネス社会における業務も、左脳を酷使していると言われています。

左脳の知識や論理の積み重ねの上に、最終段階で右脳を働かせれば、大きな効果を発揮するのです。

ひらめきや直感は、左脳が働きをやめ、右脳が活動するときに出現しやすいです。

しかし、右脳には、プレッシャー、緊張、不安、ストレスなどがかかると働かなくなってしまうという難点があります。したがって、右脳が働くには、これらを取り除いてリラックスした状態になる必要があります。

私たちの内面には、私たちが考えているよりもずっと素晴らしい、もう一人の自分がいるのです。ところが、私たちは多忙な日常生活に埋没してしまって、自分の可能性を過小評価する傾向にあります。これには、現代のストレス社会の影響などにより、右脳の働きがよりいっそう低下してしまっていることも関係しているのです。

脳生理学的に天才の人を見ると、一般の人と比べて脳の神経細胞数が特に多いというわけでもないし、また、シナプスが特に多いというわけでもありません。天才とは、普段から右脳を自由自在に使うことができる人のことです。これに対して、一般の人は右脳を自由に使うことができないのです。

今日の日本社会は、きわめて厳しく深刻な状況におかれています。この状況において必要とされるのは、左脳の能力、つまり、多くの知識を持ち、マニュアル通りに、与えられた計画を間違いなくやりとげることだけではありません。右脳を働かせ、激動の状況にあっても、予測、予知を的確に行い、また、良いアイデアを生み出す能力、つまり、右脳のパワーも兼ね備えていることが求められるのです。

右脳と左脳の両方の活性化、つまり、全脳的活性化が求められるのです。

(2) 右脳左脳理論活用法

① ひらめき

解決しなければならない問題や検討しなければならないことをいろいろ

と考えているときに、ふと良いアイデアが「ひらめいた」経験を、私たちは大なり小なり持っています。

激動の状況下において、将来を予測するためには、多くの情報を収集し、過去の事例も検討しながら、いろいろと考えたりする必要があります。そして、予測を的確なものにするためには、論理的な思考が必要ですが、それと同時に、最終局面においては、ひらめきが重要となってきます。ひらめくか否かで大きな差がつくのです。

この「ひらめき」は、脳生理学的に見れば、「変性意識状態」に出現しやすくなっています。「変性意識状態」は、瞑想しているときによく出現しますが、日常生活においても、ぼんやりとしているときや、休憩を取ってほっとしたとき、睡眠を取り自然に目がさめたときなどにも出現することがあります。「変性意識状態」は、脳生理学的に言えば、意識と無意識

（潜在意識）との中間の状態であります。「変性意識状態」においては、右脳が活性化しているのです。

ひらめきは、〝パッと浮かぶ〟などと表現されることから分かるように、その多くは瞬間的であり、また、淡いかげろうのようなものです。ですから、すぐに忘れてしまいやすいのです。したがって、ひらめいたら、すぐにメモに書き込むことが重要です。

一九四九年にノーベル物理学賞を受賞した湯川秀樹博士は、ひらめきを出現させる方法を経験的に把握しており、これを積極的に活用しました。博士は、夜、寝床で横になりぼんやりしているときや、自然に目がさめたときなどに、ひらめきが出現しやすいことを経験的に知っており、いつも枕元にはメモ用紙を用意していました。そして、ふとひらめいた考えをメモにして、これらを積みかさねて、「中間子理論」を完成させました。

ひらめきを必要とするときには、左脳から右脳に頭のスイッチを切りかえることです。

例えば、次のような方法があります。

（i）九十分周期法

元日本アロマテラピー協会会長であり、東邦大学医学部名誉教授であった故・鳥居鎮夫博士によれば、人には九十分周期のリズムがあります。つまり、一つの仕事に集中することができる持続時間は、九十分間くらいだということです。その周期のはじめの頃には、左脳が活発に働きます。ところが、後半の九十分近くになると、論理的に考える左脳の働きは、疲労のせいで落ちてくるのです。その際に、今度は右脳が優位となり前面に出てきます。このときがひらめくチャンスとなるのです。

したがって、良いアイデアが必要なときや、解決しなければならない問題があるとき、予測を的確に行う必要があるときなどには、まず、いろいろと考えて左脳を使い、そして、九十分近くになって疲れてきたら、気分転換するために席をはずし、休憩室などでひと休みするのです。このときにひらめきが出現しやすいと言えます。

(ii) 日を改めて再び考える方法

良いアイデアが必要なときや、解決しなければならない問題があるとき、予測を的確に行う必要があるときなどにおいて、その時点で結論が得られないときでも、あせらずに、一度保留にして、日を改めて再び考えると、良いアイデアや良い解決法や予測がひらめくことが多いものです。

日を改めることにより、眠っているうちに脳の中で情報の取捨選択が行われ、その日に脳に入ってきた多くの情報の中で、ポイントとなる情報が選び出されて、脳の中に記憶されるということが分かってきました。

したがって、翌朝になれば、リフレッシュした状況において、ポイントとなる情報を活用することができ、良いアイデアや良い解決法や予測がひらめいてくる可能性があります。

これと関連することですが、事情がゆるせば、ある程度の期間保留にして、その後再び考えると、新しい視点から考えることも可能となり、効果的であるといえます。

(iii) 睡眠法

私たちが活動しているときには、左脳を使うことが大部分ですが、これに対して、眠くなり、ウトウト状態が始まると、それまで働いていた左脳が休み、かわって右脳が働き出すのです。睡眠中は右脳が優位となります(夢の視覚的なイメージなども右脳の働きによるものです)。

したがって、睡眠においては、自然に目がさめた時点において、ひらめきが出現しやすいと言えます（人によっては、夢の中に良いアイデアなどが出てくることもあります）。

(iv) 気分転換法

良いアイデアや良い解決法がひらめいたり、予測、予知能力を向上させるためには、必要なときには気分転換のため、例えば仕事の合間に席をはずし、休憩室や喫茶室などでひと休みしたりすることなどが大切です。気分転換を効果的に行うことが重要なのです。

オフィスというのは、左脳が前面に出て、効率よく、与えられた仕事をマニュアル通りに正確にこなしやすいように設計されています。したがって、特に重要な局面においては、オフィス内でねばっていたとしても、良いアイデアや良い解決法はなかなか浮かばないし、予測、予知能力を発揮することも難しいと思います。

したがって、ひらめきを発現させるためには、気分転換を積極的に行うことが重要であるのです。

これと関連することですが、オフィス内をパーテーションなどで仕切っておく方法があります。そうすれば、周囲の人に気兼ねすることなく、ぼんやりしたり、居眠りすることが可能となり、ひらめきが出現しやすい環境になると考えられます。事情が許せば、ひらめきを出現させるためには、個室が最もいいのです。

（v）その他

次のようなことをすると右脳が活性化されることが、脳波による研究により確認されています。

（a）物事を考えていくときや学習するときには、図示（図を書いて、考えたり、覚える）してみること。

（b）クラシック音楽（特にバロック音楽）を聴くこと。
（c）絵を描くこと。
（d）丹田呼吸法《たんでんこきゅうほう》……④を参照。

② 直感

有史以前の人類は、右脳が左脳と比べて優位であり、勘（勘とは直感のことです）をとぎすませて生きていました。狩りをするときには、獲物がいるところを探すのは勘が頼りでした。また、野山や草原を移動するときには、猛獣に遭遇しないように、やはり勘を働かせてルートを決めていました。対人関係も、言葉よりも心で分かり合えていました。

ところが、文明の発達とともに左脳の働きの比重が高くなってきました。現代社会においては、左脳を使うことが増えてきたし、また要求されるのです。つまり、現代社会は、言語と貨幣を媒介として成立しているのです。

人と人との会話、文字や文章を読んだり書いたりすること、電話への対応、お金の計算などが仕事の大部分を占めます。これらには、左脳がかかわっているのです。それに対して、右脳は隅に追いやられています。

現代人は、論理的、計算的に物事を考えていくことには長《た》けていますが、直感を発揮する力は鈍っているといえます。しかし、現代人である私たちにも、直感が働くことはあるのです。

例えば、ある仕事をしようとしたときに、はっきりとした理由はないのに何となく気がすすまない感じがした。しかし、実行しなければならず、やってみたが、やはり悪い結果となってしまった。

こういう経験は、誰もが大なり小なり持っています。この「はっきりとした理由はないのに何となく気がすすまない感じ」が、直感とか予感と言われているものです。こういったことは、いままでは軽視されてきました。

さらに、直感は、緊張したり、プレッシャーやストレスや不安を感じたりすると、うまく働かなくなるという難点があります。したがって、再現性が乏しいため、これまでは偶然の産物であると誤解されてきたのです。

しかし、今日の日本社会は、きわめて厳しく深刻な状態におかれています。このような状況下においては、直感、予感といった右脳的発想の必要性と有用性が高くなるのです。

右脳を有効に活用している人は、直感（勘）が鋭いものです。直感とか勘は、「第六感」とも言われます。脳生理学的見地に立てば、これは偶然ではなく、紛れもなく一種の判断力です。ただし、第六感は、その理由、根拠がはっきりしない判断です。脳の中の無意識の領域にある記憶や情報が働き出し、意識にのぼってくることにより、第六感は発現し、的確な判断を下します。したがって、数多くの体験を積み重ね、これにより得た経験が無意識の領域に豊富に蓄積されてこそ、直感（第六感）はとぎすまされるのです。

さらに、直感を発揮するためには、現代人は左脳中心に偏り過ぎており、右脳の働きは低下していますが、これを右脳優位に切りかえる必要があります。直感を効果的に働かすには、日常生活においては、次のようなことをして右脳を活性化させることが重要となります。

有史以前の人類の生活に学ぶ必要があります。現代社会を生きている私たちが、有史以前の人類の生活をするわけにはいきませんが、少しでもいいので、私たちの生活の中に取り入れる工夫をしたいものです。

（ｉ）日中はできるだけ外に出て太陽の光を浴び、夜間の照明は必要最小限にしてみる。そうすれば、日中には昼の感覚が、夕方以降には夜の感覚が戻ってきます。また、生活の中に、無理をしない程度に散歩を取り入れることも大切です。

（ⅱ）ときには、休日などに、「自然への復帰」をしてみることです。つまり、一時的に現代社会から離れて、自然のふところに飛び込むことによって、自然により生かされていることに気づくのです。現代社会で生きている人々は左脳を酷使しています。自然への復帰により、左脳のこりをほぐし、右脳を活性化するのです。例えば、森林浴などがよいと思います（森林浴については、「終章 脳生理学的見地からの健康論」で述べます）。

（ⅲ）動植物に接する機会を持つことも大切です。私たちの心の中には、植物の心と動物の心もあるので、動植物と心を通い合わせることが可能なのです（これについても、「終章 脳生理学的見地からの健康論」で述べます）。

（ⅳ）丹田呼吸法：丹田呼吸法を行うと右脳が活性化します。……④を参

照

③　イメージトレーニング

想像することにより頭に浮かぶ映像がイメージです。このときに、視覚的な映像だけでなく、聴覚、触覚、味覚、嗅覚などもイメージの中に出現させることができます。イメージにかかわっているのが右脳です。したがって、イメージトレーニング中は右脳が活性化しているのです。イメージの持つ大きな力が注目されています。

（ⅰ）イメージトレーニング

これはスポーツ界で発達しましたが、欧米の多くのビジネスマンが、このイメージトレーニングを行っています。常に成功のイメージを持ち続けること、それが彼らをビジネス界の成功者に押し上げているのです。

イメージトレーニングの一つに、イメージリハーサルがあります。これは、イメージを頭に浮かべながら、頭の中で予行演習（シミュレーション）してみる方法です。これを行うことにより、修正しなければならないところや、追加した方がいい部分などが判明することになります。

例えば、会議でのあなたの発表をイメージリハーサルしてみてください。あなたは堂々とした態度で報告を始めます。あなたの上司や同僚は、あなたの説得力のある報告にうなずいて聞いています。

次に、あなた自身が聞き手になって、あなたの発表を聞いているシーンをイメージしてください。話し方がまずいと感じたら、その部分の内容を手直しする必要があるのです。最初のイメージリハーサルは「主観的」なものであり、二番目のそれは「客観的」なものです。この二つの方法を両方とも、最初から最後まで、同じ時間をかけて行うと効果的です。

(ii) 理想の人物をモデルにしてイメージする方法

イメージすることを最大限に活用する方法の一つに、成功者になりきる努力をするということがあります。自分の仕事のお手本にしたい人物を見つけて、その人になりきる努力をするということです。つまり、成功している人のまねをすることは、成功している人の身の処し方を体得することにつながります。

イメージの効果は大きいのです。このイメージを繰り返し描き続けることです。これが大きな力となり、あなたを成功に導くのです。

④ 丹田呼吸法

右脳には、緊張したり、プレッシャーや不安やストレスにさらされたりすると、うまく働かないという難点があります。そのようなときには、リラックスを効果的に行う必要があります。

効果的なリラックス法として丹田呼吸法があります。この方法は右脳を活性化させます。

丹田とは、腹部にあるツボの一つである関元《かんげん》（おへそと恥骨《ちこつ》の中間で、正中線《せいちゅうせん》のところにある）を中心とした領域のことです。だいたいの目安は、下腹部《かふくぶ》の領域です（**図2参照**）。

それでは、丹田呼吸法を始めます。

息《いき》を吐《は》くときも吸《す》うときも、原則として呼吸は鼻で行います。

息を吐くことに重点をおきます。

息はゆっくりと吐いていきます。息を吸うときは、吐いた分だけ自然に吸い込みます。

それでは始めます。口は閉じて鼻から息を吐きながら、少し前かがみになって、なるべく下腹部をへこませてください。息を吐き終わったら、今

図2

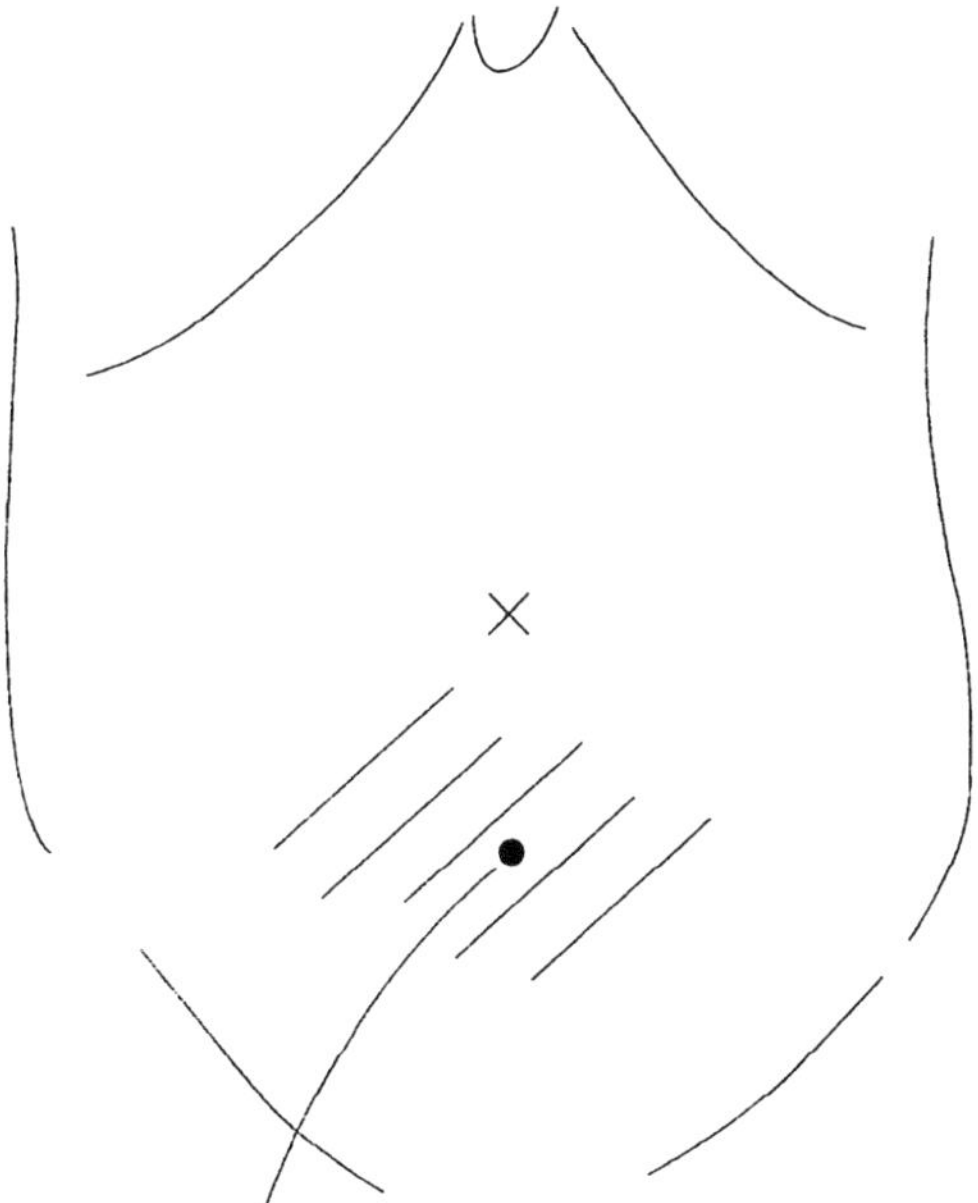

丹田の領域は、
だいたい斜線のところ

度は息を吸い込みながら下腹部を元の状態にふくらませ、同時に背筋《せすじ》をスーッとのばします。

⑤ その他の右脳を活性化する方法

日本舞踊は右脳の活性化につながると言われています。

日本舞踊は、体の中心である「肚《はら》」が安定していなければできません。いわゆる「肚がすわっている」という状態です。肚は丹田の領域に相当します（図2参照）。

仕事や日常生活においても、私たちは肚に力を入れて、背筋をのばし、くび、肩、手の力を抜くことにより心身を安定させることができるのです。そして、このことは右脳の活性化につながると考えられます。

〈参考〉脳の生理と解剖

人間の脳の重量は約千四百グラムであり、脳は、大脳、視床《ししょう》、視床下部《ししょうかぶ》、脳幹《のうかん》（中脳《ちゅうのう》、橋《きょう》、延髄《えんずい》）および小脳などから構成されています（**図1参照**）。

脳は、頭蓋骨《ずがいこつ》内において、髄膜《ずいまく》（外側から、硬膜《こうまく》、くも膜および軟膜《なんまく》の三層から構成されている）に囲まれており、そして、くも膜下腔《かくう》（くも膜と軟膜の間にある空間）は髄液《ずいえき》で満たされており、外部から保護されています。

①神経伝達物質（脳内物質）

心は人間の脳が生み出したものです。心には、さまざまな神経伝達物質（神経伝達物質は脳内物質とも呼ばれる）が大きくかかわっているのです。

神経細胞では、神経細胞からのびている神経線維においては、電気で情報が伝わっていきますが、神経細胞の神経線維末端のシナプスという隙間においては、神経伝達物質が神経線維の末端から放出され、神経伝達物質によって、相手の神経細胞の神経線維末端に情報が伝達されます（**図３参照**）。

神経伝達物質が神経線維の末端から放出されることを、分泌《ぶんぴ》と表現することがあります。

（ⅰ）感情について

大脳辺縁系《だいのうへんえんけい》において、感情（喜怒哀楽、快・不快など）を生み出しているのが、Ａ系神経、Ｂ系神経およびＣ系神経です。

Ａ系神経、Ｂ系神経およびＣ系神経は、脳幹にある神経核を出発点とする神経です（神経核とは、神経細胞が数万個集まった神経細胞の集団です）。

図3

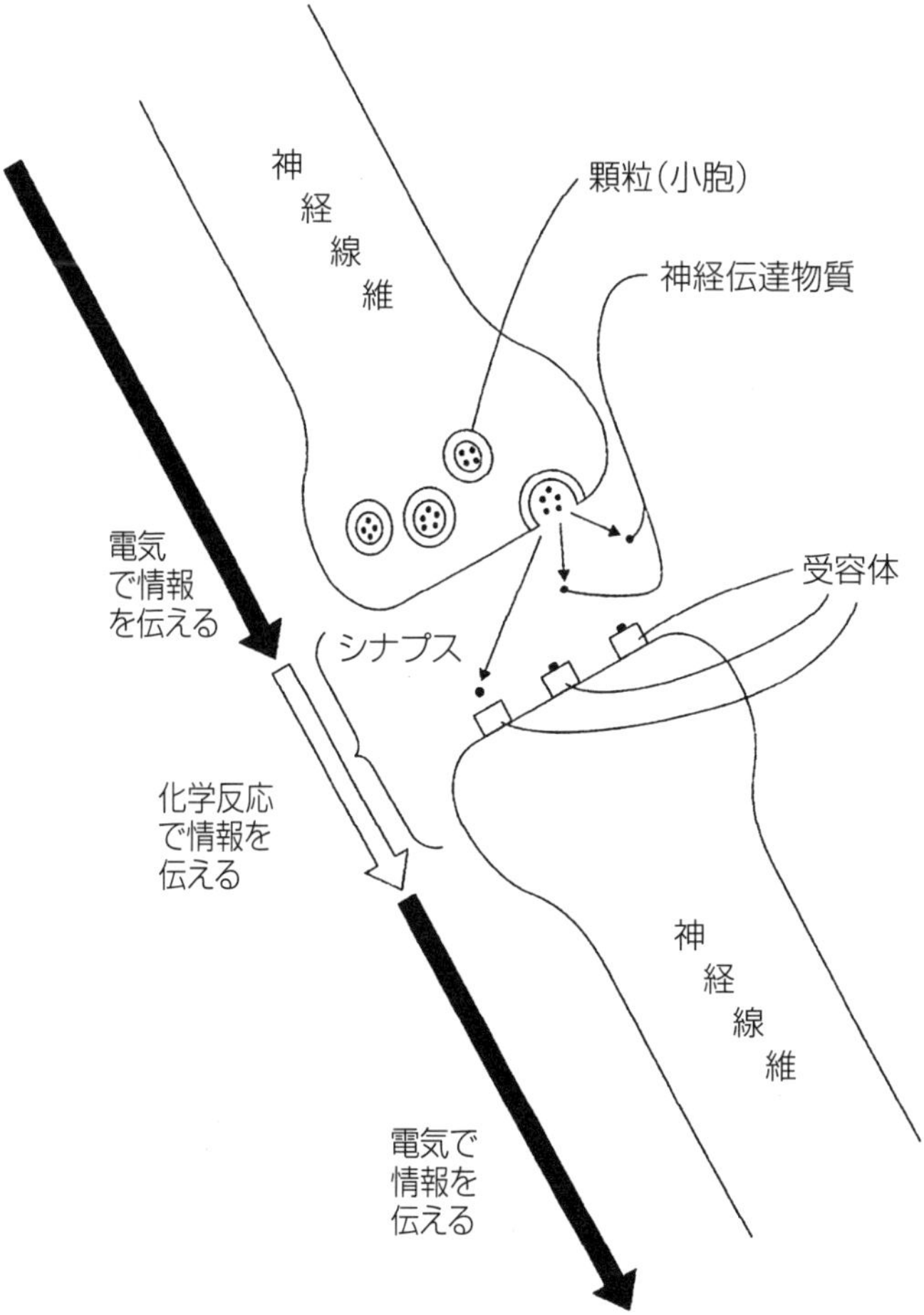
神
経
線
維
顆粒（小胞）
神経伝達物質
電気
で情報
を伝える
受容体
シナプス
化学反応
で情報を
伝える
神
経
線
維
電気で
情報を
伝える

A系神経の神経核は脳幹の左右にそれぞれ十六個存在していて、A1神経からA16神経があります。

B系神経の神経核は脳幹の左右にそれぞれ九個存在していて、B1神経からB9神経があります。

C系神経の神経核は脳幹の左右にそれぞれ三個存在していて、C1神経、C2神経およびC3神経があります。

A系神経は脳の覚醒などにかかわる神経であり、C系神経は恐怖などを発現させる神経です。一方、B系神経は、A系神経とC系神経の活動をおさえている抑制神経です。B系神経は、A系神経およびC系神経とほぼ並行して、脳全体に広く分布しています。

ノルアドレナリンは、A系神経のA1神経からA7神経の神経伝達物質です。A1神経からA7神経は、ノルアドレナリン作動性神経と呼ばれます。朝はノルアドレナリンの分泌によって目をさまし、昼はノルアドレナリンの分泌により活動し、夜はノルアドレナリンの分泌が減少します。また、ノルアドレナリンは怒りにもかかわっていて、怒ったときにはノルアドレナリンが多量に分泌されます。また、ノルアドレナリンは、不快、不安にもかかわっています。Ａ系神経の中で、Ａ６神経は人間の脳内に広く分布している最大の神経で、最も強力な覚醒作用があり、そして、学習にもかかわっています。Ａ６神経の神経核は、脳幹の橋にあり、「青斑核《せいはんかく》」と言われます。

ドーパミンは、Ａ８神経からＡ16神経の神経伝達物質です。Ａ８神経からＡ16神経は、ドーパミン作動性神経と呼ばれます。ドーパミンは快感にかかわっていて、生物の中で人間の脳だけが大量に分泌することができるのです。特に、Ａ10神経から大量に分泌されます。

アドレナリンは、Ｃ系神経（Ｃ１、Ｃ２およびＣ３神経）の神経伝達物質です。Ｃ１、Ｃ２およびＣ３神経は、アドレナリン作動性神経と呼ばれます。アドレナリンは恐怖のホルモンと言われており、恐怖のときや驚いたときに分泌されます（なお、アドレナリンは内分泌器官の一つである副腎の髄質からも分泌されており、脳内よりも副腎髄質から多く分泌されています）。

セロトニンは、Ｂ系神経の神経伝達物質です。Ｂ系神経は、セロトニン作動性神経と呼ばれます。ノルアドレナリン、アドレナリンおよびドーパミンは、その分泌される量が多くなり過ぎると、人は過剰に興奮して変調をきたしてしまいます。このことを防ぐため、セロトニンがＢ系神経から分泌されています。セロトニンには、ノルアドレナリン、アドレナリンおよびドーパミンの作用を抑制する働きがあります。セロトニンには精神を安定させる作用があります。安らぎや癒やしにもかかわっています。また、脳内の松果体《しょうかたい》において、セロトニンからメラトニンがつくられます。メラトニンは睡眠物質であり、人が睡眠をとるうえで必要不可欠なものです。また、メラトニンは血流にのって全身の細胞に時間のメッセージを送り、生体リズム（サーカディアンリズム）をつかさどっています。メラトニンには免疫力を高めたり動脈硬化を予防する働きもあります。

さて、現代の日本は非常に大きなストレス社会であり、日本人の多くは消耗し疲弊しています。

脳の視床下部は、ストレスが直接作用する部位です。視床下部と大脳辺縁系は密接な関係にあり、視床下部・大脳辺縁系と呼ばれており、ストレスにあった場合に、大脳辺縁系でノルアドレナリンとアドレナリンが分泌され、大脳辺縁系から、怒り、悲しみ、不快、不安、不満および恐怖などの感情が発現します。これらの感情を抑えて、仕事や日常生活をスムーズにするように働いている物質がセロトニンです。現代日本の過酷なストレス社会では、脳内においてセロトニンが多く消費され、日本人はセロトニンが不足しやすい状態となっています。

セロトニンが大きく不足すると、気分が落ち込み、抑うつ状態となります。そして、セロトニンからつくられるメラトニンも大きく不足して不眠症となります。その結果、うつ病になってしまうのです。

一九九八年に初めて日本の自殺者数は一年間に三万人を超えてしまい、その後も自殺者数は高い水準にあります。さらに、自殺未遂者数は、少なく見積もっても自殺者数の十倍は存在するであろうと推計されています。自殺の一番大きな原因がうつ病です。うつ病の患者数は増加しています。したがって、今日の日本社会はきわめて厳しく深刻な状態にあることを、私たちは自覚する必要があるのです。

（ii）自信について

自信には、セロトニンがかかわっています。人が自信を持つと、脳内のセロトニンの量が増えます。人が自信を持つと、それ以前と比べると大きく成長します。自信を持つかどうかによって、人の人生は大きく左右されるのです。その点でも、セロトニンは重要な神経伝達物質なのです。

（iii）脳内麻薬について

脳は麻薬を自分自身でつくり出すことができます。麻薬が作用する受容《じゅよう》体《たい》は、痛みを感じる痛覚神経の途中にあって、痛覚を遮断します。また、快感を生じるドーパミン作動性神経の働きを促進する作用もあります。脳内麻薬の代表的なものとして、βエンドルフィンがあげられます。βエンドルフィンを分泌する神経は、脳幹の中脳水道周囲核《ちゅうのうすいどうしゅういかく》から神経線維を出しています。

② 大脳

大脳は、豆腐のようにブヨブヨしていて、表面はしわだらけです。大脳は右脳と左脳に分かれていて、脳梁《のうりょう》という神経線維の束《たば》によって結ばれています（図1参照）。

大脳は、大脳皮質《ひしつ》、大脳髄質《ずいしつ》および大脳基底核《きていかく》から構成されています。大脳皮質は、大脳の表面にあり、厚さは平均二ミリほどで、ここには神経細胞の集団があります。大脳髄質は大脳の内部にあり、大脳皮質から出た神経線維の集団であり、白質《はくしつ》とも呼ばれます。

人の大脳皮質には、動物時代からあった大脳辺縁系と、人に進化することにより出現した大脳新皮質《だいのうしんひしつ》があります。大脳辺縁系は、大脳新皮質が発達するにつれて、大脳の周辺部に追いやられた脳です。

（i）大脳辺縁系

大脳辺縁系は、多数の小さな脳の集合体であり、ここから、感情（喜怒哀楽、快・不快など）、気分、落ち着きおよび不安などが生じます。大脳辺縁系は、視床下部とは密接な関係にあり、これらは視床下部・大脳辺縁系と呼ばれます。

大脳辺縁系には、中隔核《ちゅうかくかく》があり、その下方に側坐核《そくざかく》があります。側坐核の後下方に扁桃核《へんとうかく》があります。扁桃核はアーモンドのような形をしています。扁桃核の後部に接して、芋虫《いもむし》に似た形をした海馬《かいば》があり、扁桃核の前部に接して嗅結節《きゅうけっせつ》があります。そして、帯状回《たいじょうかい》などの脳も存在します**（図４参照）**。

（a）側坐核

側坐核には、視床下部ホルモンの中の一つであるＴＲＨが作用する受容

図4

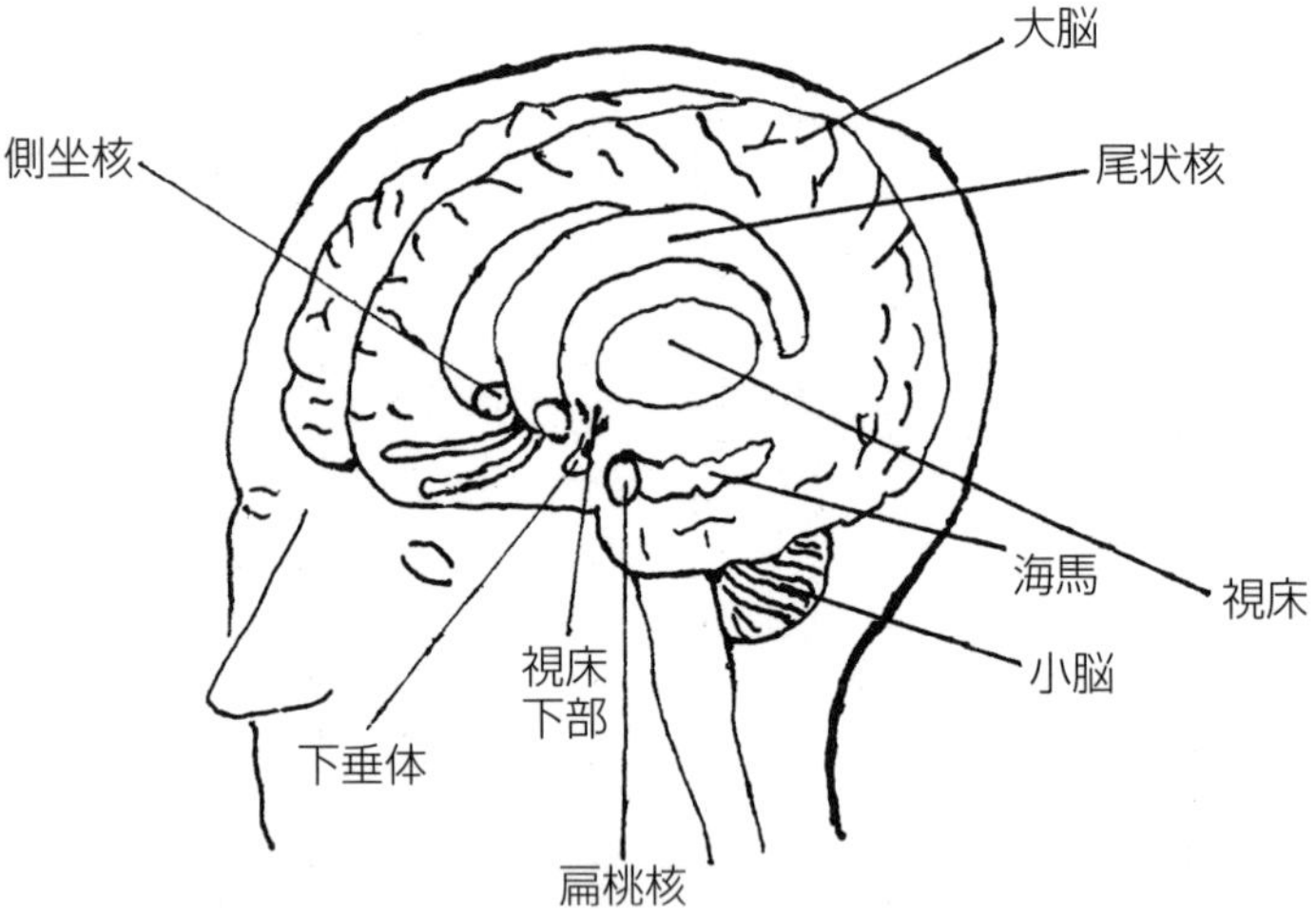

体が多数分布しています。ＴＲＨが側坐核にあるＴＲＨ受容体に結合することにより、生きていくうえでの意欲や行動力が発現します。

また、側坐核に入ってくるＡ10神経からドーパミンが分泌されると快感が生じます。

（b）扁桃核

扁桃核は好き嫌いの感情にかかわっています。扁桃核にはすべての感覚情報が集まってきます。体内からの情報（内臓感覚など）は主に視床下部から入ってきます。外部からの視覚、聴覚、味覚および体性感覚（触覚、痛覚、温度覚）の情報は、まず、視床に集められ、視床は必要とされるものを選んで大脳新皮質の感覚野に送り、大脳新皮質の感覚野から扁桃核に入ってきます。嗅覚《きゅうかく》（においの感覚）は、嗅球から嗅神経、嗅結節《けっせつ》をへて直接に扁桃核に入ってきます。扁桃核にはＡ系神経とＢ系神経が集中して入ってきており、ドーパミン、ノルアドレナリンおよびセロトニンなどの神経伝達物質のそれぞれの分泌量から、好き嫌いが決められるのです。

（c）海馬

海馬は記憶にかかわっています。細長く、芋虫に似た形をしており、扁桃核の後部に接しています。好き嫌いの物差しとなるのが記憶です。快いことは喜んでするし、不快なことは嫌いであり、避けたいです。海馬にある記憶を物差しとして、扁桃核は好き嫌いを決め、喜怒哀楽などの感情の、根底を形成しているのです。

（ii）大脳新皮質

大脳新皮質は、人に進化することにより出現しました。これは、知性、知能などにかかわっています。

大脳新皮質では、主に、有髄《ゆうずい》神経が活動を行っています。有髄神経とは、その神経線維が絶縁被覆《ぜつえんひふく》である髄鞘《ずいしょう》で覆われたものです。そして、有髄神経の神経細胞からのびた神経線維は、一つの標的とする神経細胞の神経線維に、一つのシナプスで対応しています。

有髄神経のシナプスにおける神経伝達物質の作用は、単純な「オン」か「オフ」の情報を伝えるものです。つまり、有髄神経の標的となる神経細胞を興奮させる（オン）か、抑制する（オフ）かであり、デジタルな作用です。有髄神経で使われている神経伝達物質は、グルタミン酸とギャバです。グルタミン酸は、「オン」の情報を伝えています。一方、ギャバは「オフ」の情報を伝えています。そして、大脳新皮質において、有髄神経は、複雑な神経回路を形成して、知性、知能にかかわっているのです。

（iii）大脳基底核

大脳の内部には、大脳基底核という神経細胞の集団がいくつか存在し、運動をスムーズに、円滑に行うのに重要な役割を果たしています。主なものは、尾状核《びじょうかく》、被殻《ひかく》、淡蒼球《たんそうきゅう》です。機能的には、尾状核と被殻とを合わせて線条体《せんじょうたい》といいます。

大脳基底核に病変があると、振戦《しんせん》（手指の震え）やアテトーゼ運動（手指、手首、腕および足をくねらせたりする）などの不随意運動（本人の意志とは関係なく、勝手に動く）が起こるようになります。

③ 視床下部

視床下部は、重さが約五グラムで、脳のほぼ中心部にあって、視床という脳の前下部にあり、脳の中の第三脳室の側壁の下部および底部に位置している親指位の小さな脳です（**図1参照**）。

生きようとする根源的な欲求は視床下部から生まれます。これには、視床下部から分泌されるホルモンの一つであるＴＲＨがかかわっています。

視床下部から情動が発現します。

視床下部は、生命の根幹にかかわるホメオスターシス（生体恒常性《せいたいこうじょうせい》）にたずさわっています。ホメオスターシスとは、生命体の内部環境を一定の範囲内に保つように、たえず自己調節しているということです。例えば、血圧、体温、脈拍数、血液中の種々の値（血糖、電解質等）などは、一定範囲内（正常範囲）に保たれています。健康な人は、多少の恒常状態の乱れは、自己調節することにより正常範囲に戻ります。病気とは、ホメオスターシスが乱されて、これに対して、いくら自己調節を行っても正常範囲に戻ることができなくなった状態です。

視床下部は、内分泌系、自律神経系および免疫系の中枢であり、これらがホメオスターシスに関与しています。視床下部から分泌される視床下部ホルモンにより、脳の下垂体《かすいたい》ホルモンの分泌が調節されており、視床下部は内分泌系の中枢です。視床下部には、自律神経（交感神経《こうかんしんけい》と副交感神経《ふくこうかんしんけい》）の中枢が存在します。精神神経免疫学が確立し、視床下部は免疫系の中枢であることが判明しました。

ストレスが直接作用する部位は視床下部です。視床下部は大脳辺縁系と密接な関係にあり、視床下部・大脳辺縁系と呼ばれます。ストレスにより視床下部・大脳辺縁系が変調をきたすと、うつ病、神経症（ノイローゼ）および自律神経失調症などの精神疾患や、心身症（ストレスのために生じた身体の疾患）が出現するのです。

④ 視床

視床は、中脳と大脳基底核の線条体の間にあり、大脳半球で覆われています（図1と図4参照）。

視床は、外部からの感覚情報（視覚、聴覚、味覚および体性感覚〈触覚、痛覚、温度覚〉）を大脳に連絡する関所となっています。つまり、外部からの感覚情報の中で、必要とされるものを選んで大脳に送っています。このため、視床が心を創出している中心であるとする学説があります。一方、大脳新皮質、特に、前頭葉《ぜんとうよう》の前三分の二の部分を占める前頭前野《ぜんとうぜんや》（前頭連《ぜんとうれん》合野《ごうや》とも呼ぶ）が、心を創出している中心であるとする学説もあります。

⑤ 松果体

松果体は、脳の中の第三脳室の屋根の部分から突出しており、灰白色を帯びた松の実のような形をしていて、大きさは一センチ以下、重さは〇・一二～〇・二グラムと、とても小さな器官です。松果体において、セロトニンからメラトニンがつくられます。メラトニンは睡眠物質であり、人が睡眠をとるうえで必要不可欠なものです。また、メラトニンというホルモンは、血流にのって全身の細胞に時間のメッセージを送り、生体リズム（サーカディアンリズム）をつかさどっています。このため、生体の各種ホルモンの分泌、体温、血圧などには、約二十四時間周期で繰り返す日内変動が存在します。その他に、メラトニンには、免疫力を高める作用や動脈硬化を防ぐ作用などもあります。

松果体から、メラトニンは夜に活発に分泌されます。メラトニンの分泌を高めるためには、昼間は明るい光の中で過ごし、反対に、夜間の照明は必要最小限にして暗さを感じる必要があるのです。また、リラックスするとメラトニンの分泌は増加するので、日々の暮らしをゆったりと落ち着いた気分で過ごす必要があります。

⑥ 脳幹（中脳、橋、延髄）

脳幹は、中脳、橋および延髄から構成され、前脳（大脳、視床および視床下部）と脊髄《せきずい》の間にあります**（図1参照）**。

Ａ系神経（Ａ１神経からＡ７神経はノルアドレナリン作動性神経であり、Ａ８神経からＡ16神経はドーパミン作動性神経）とＢ系神経（セロトニン作動性神経）とＣ系神経（アドレナリン作動性神経）の神経核は、それぞれ、脳幹にあります。

脳幹には網様体《もうようたい》が存在します。網様体は脳幹の全域にわたって存在するので、脳幹網様体と呼ばれています。網様体では、白質《はくしつ》（神経線維の集まり）の間に灰白質《かいはくしつ》（神経細胞の集団）が散在し、その灰白質が互いに連なって網のように見えます。網様体はたえず大脳皮質を刺激して覚醒状態を維持しようとしています。これを上行性網様体賦活系と言います。多くの麻酔薬は網様体の働きを抑制することにより、効果が出現するとされています。

延髄には、呼吸中枢、心臓中枢および血管運動中枢などがあり、内臓の自律性にかかわっており、生命の維持に必要不可欠です。

⑦小脳（図1参照）

小脳の主な機能は、身体の平衡（バランス）を保つことであり、さらに、運動を緻密にする働きがあります。小脳に病気があると、運動失調が出現し、動作を円滑に行うことができなくなったり、体位や姿勢を正常に保つことができなくなったり、歩行障害も出現します。

大脳基底核とは連絡があり、小脳と大脳基底核は共同して、顔の表情などにかかわっています。運動機能が発達している人は、小脳と大脳基底核の働きがすぐれていると言えます。

３、散逸構造理論を活用する

（１）散逸構造理論とは

散逸構造理論は、ブリュッセル学派のイリヤ・プリゴジン博士により発表されました。イリヤ・プリゴジン博士はその業績により、一九七七年にノーベル賞を受賞しました。この理論は、複雑系の学問の根幹をなすものの中の一つです。

散逸構造理論は、非平衡熱力学の基盤の上に誕生しました。その後、研究対象の広がりにともなって、現在では、経営学、経済学、生物学、免疫学などにも応用されています。

この理論の概要は、次のとおりです。

宇宙を支配する科学の法則の一つが「熱力学第二法則」です。外界に対して閉じたシステムである「閉鎖系」の内部では、エントロピーは「平衡」

に達するまで増大します。つまり、「秩序」は時間とともに「無秩序」へと向かうのです。

しかし、この宇宙においても、ある一定の条件下では、「無秩序」から「秩序」が形成されることがあります。つまり、外部環境に対して開放されたシステムである「開放系」においては、外部環境との間でエネルギーや物質の交換が行われます。さらに、「平衡」から遠く離れた「非平衡」状態になると、システム内の構成要素は「自律」します。そして、構成要素の間で情報交換が行われることによって、構成要素は共鳴し合い、構成要素間に相乗作用が発現します。そしてそれらが集合化し、その結果「ゆらぎ」が発生するのです。

この「ゆらぎ」を促進する作用、つまり、正のフィードバック（ポジティブフィードバック）が存在するとき、システムは「自己組織化」を起こし、より高次元の「秩序」と「構造」を形成します。このことを「創発」と言います。

このようにして、外部環境からエネルギーや物質を取り入れ、システム内に発生した物質などを拡散、放出しながら、「自己組織化」をとげていく「非平衡構造」が「散逸構造」なのです。

この「散逸構造理論」により、「自己組織化」のプロセスが解明されました。端的にいうと、「自己組織化」とは、システムの構造と機能が外部の力により決められるのではなく、システム自身がそれらを作り出していくことです。したがって、このシステムは機械とは本質的に異なっているのです。

散逸構造理論により、厳密な数理的裏づけのもとで、自己組織化というものの存在が証明され、そして、自己組織化が発現する機序が解明されたことは、科学史においてきわめて重要な意義があります。つまり、単純系を認識するためには、機械論と要素還元主義を車の両輪とする従来の科学を用いればよいが、複雑系を認識するためには、従来の科学の手法だけでは通用しないことが判明したのです。複雑系の中で、「生きたシステム」を有する生命体や企業などを対象とするときには、機械論から目的論にパラダイムシフトする必要があるのです。

目的論では、生命体の構造や機能は、目的実現のためにつくられたものとしています。生命体とは、単なる突然変異と淘汰圧による偶然の産物ではありません。そして、生命体は、より良い方向を目指す特有の力を潜在的に持っているのです。

目的論は、歴史的には、古代ギリシャのアリストテレスが最初に唱えたものです。しかし、機械論と要素還元主義を車の両輪とする近代科学と現代科学の目覚ましい発達による技術革新のために、人々は目的論を忘れ去ってしまいました。

二十一世紀において、人類が、希望に満ちた時代を築き上げるためには、目的論に立ち返る必要があります。

目的論は生気論《せいきろん》と関連性があります。生気論とは、生命現象には物理学や化学の法則だけでは説明できない特有な力が存在するという考え方です。機械論の対極に位置するものが、目的論であり生気論です。さらに、目的論に重きをおくことは、神学に通じるものがあると考えられます。

なお、複雑系の学問は、機械論を否定はしません。それは、単純系に対しては機械論は有効であるからです。

（2）散逸構造理論を活用する

二十一世紀において、「生きたシステム」を有する、生命体や企業などの希望に満ちた未来を実現させていくうえで、散逸構造理論から導き出された目的論は大きな参考となります。

生命体に内在する目的論的な働きは、人体のレベルでは自然治癒力として現れます。二十一世紀の医療においては、患者さんが自然治癒力を十分に発揮できるように支援するというスタンスに医療関係者が立つことが重要となってくるでしょう。

企業や組織を対象とする経営について考えるうえでも、この目的論は重要なヒントを与えてくれます。企業や組織は職員により成り立っていますが、職員一人一人が目的論的な方向性（希望を実現させて、より良い方向に進化したいということ）を内に秘めていると見るのです。

事実、精神科医であり心理学者のC・G・ユングは、人の無意識には目的論的な方向性が存在することを指摘しました。経営者や組織内における上司は、プロデューサーとしての役割を担うことが重要となるのです。

そこでは、「個の自律を促し全体を高める」視点が必要となります。経営者や組織内における上司は、職員を支援し、自律を促し、その結果、職員は主体的に仕事に取り組み、さらにそれぞれの職員が情報交換を行うことによって共鳴し合い、そこから相乗作用が発現します。そして、共同的行動（集合化）をとれば「ゆらぎ」が発生し、企業全体に波及していくことが期待されるのです。

4、カオス理論を活用する

ニュートンの運動方程式に初期条件（初期値：物体が最初にどの位置にあり、どのような速度を持っているか）を代入すれば、将来にわたって、その物体の運動がすべて分かります。

それに対して、例えば、天気予報などは明日の天気でさえも、「雨の確率は何十%」などと予報されます。さらに、天気の長期予報は、あてにならないことがあります。

一九六一年にアメリカのローレンツという気象学者が、気象の変化を決めるためのモデルをつくり、それを方程式に書いて、コンピューターを使って研究をしていました。あるとき、ローレンツは、一度行ったシミュレーションについて、誤りがないか見直しをしようとして、もう一度、入力データをインプットして、コーヒーを飲みに行きました。しばらくして戻ってくると、シミュレーションの結果が、最初のものとは大きく変わっていることに気がつきました。

この違いを描いたのが**図5**です。二本の曲線は、最初は似ていますが、横軸の時間の経過とともに違いが次第に大きくなり、ついには、まったく

図5

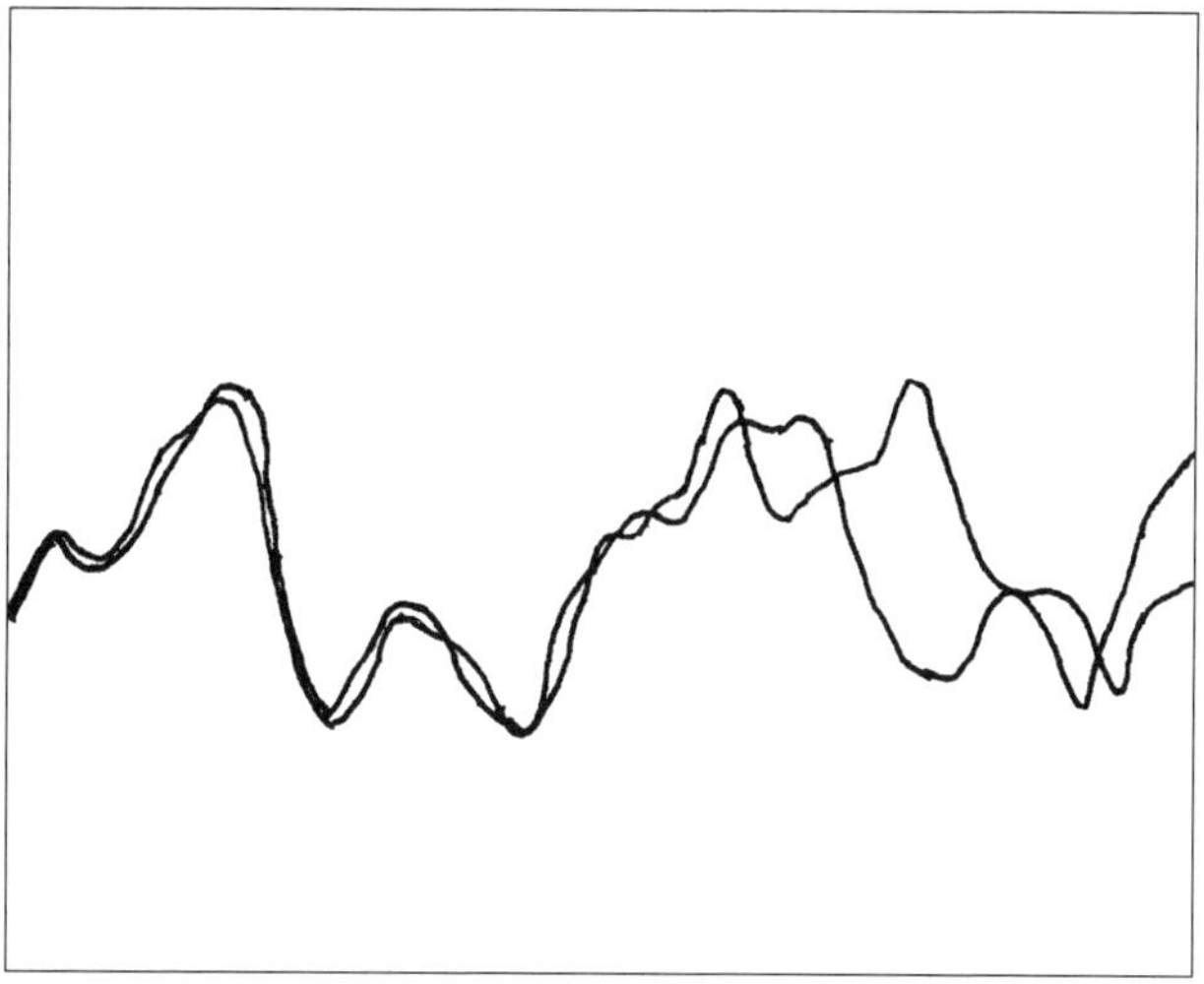

似ていない状態になりました。

実は、最初の計算では、入力データをインプットするときに、ある数値を0.506127と正しく入力したのですが、誤りがないか見直しをしたときには、0.506で打ち切ってしまいました。その差は0.000127ですので、五千分の一程度の小さな誤差です。初期値のこの程度の誤差が、あとになって大きな違いを生み出すことを発見しました。ローレンツが発見したこの現象が「カオス」であり、それは「初期値に対する非常に敏感な依存性」と表現されています。

ローレンツが発見したこの事実は、それまでの科学の固定観念とは全く異なるものでした。ローレンツが発見したこの事実から、カオスの研究が始まりました。

実は、十九世紀の終わりに、数学者のポアンカレが、宇宙において惑星たちはどれも、他の複数の惑星からの万有引力を受けており、その運動は多体問題と呼ばれる力学になり、三体以上の物体の力学には、初期値に対して非常に敏感に反応することがとても多いということを指摘しました。

太陽系では、太陽と惑星の二体間に近似できるので、解は安定しており、あたかも機械じかけのように見えているにすぎないのです。この多体問題は、二十世紀になってからも、ほとんど、顧みられることはありませんでした。

ローレンツが発見したカオスという事象では、初期の条件のわずかな違いにより、その後の状態が大きく変わります。このような事象は、私たちの身の周りにも存在します。

例えば、ビリヤードでは、球を突く角度がほんの少し違うだけで結果が大きく変わってきます。経済（株価、為替、景気等）や社会の動向などもカオスに属しています。

カオス理論は、複雑系の学問における重要な理論です。カオスに属する事象では、いずれも現れてくる状態は不規則に見えますが、その背後には法則があり、決定論であるのです。ただし、カオスの場合には、決定論の方程式の解が不安定なのです。

これに対して、例えば、ニュートン力学が適用される場合には、決定論の方程式（ここではニュートンの運動方程式）の解が安定しています。ある結果には、必ず特定の原因が存在すると結論づけることが可能です。明確な因果関係が存在するのです。

決定論の方程式の解には、安定しているものだけでなく、不安定でありカオスに属するものがあります。カオスは、「明確な因果関係から成り立っている事象」と「偶然」との間に位置しています。「偶然」とは、例えば、サイコロを振ったときに出る「目」のことです。カオスは、「明確な因果関係から成り立っている事象」の中に「偶然」が出現したものということもできると考えられます。

「歴史は繰り返す」ということわざがありますが、カオスにおいては、過去に起きたことと同じことが再び出現します。ですから、カオスに属する事象（経済〈株価、為替、景気等〉や社会など）に関して、その将来を予測する場合には、過去の変動のパターンや歴史を把握し、さらに、現在の状況を的確に認識することにより、今後どのような展開が見られるかを推測するスタンスをとると効果的であるのです。

第4章　複雑系の経営学の一般論

複雑系の散逸構造理論を経営に活用するときのポイントは、企業や組織というものを「生命体」とみなすことです。

そしてその際には、前述した「目的論」がとても参考になります。企業や組織は職員により成り立っていますが、職員一人一人が目的論的な方向性（希望を実現させて、より良い方向に進化したいということ）を内に秘めていると見るのです。企業や組織が複雑系に進化すれば、企業や組織は、より良い方向へと導かれていくのです。

1、複雑系の企業モデル

複雑系の企業へと進化するためには、次のような視点が重要となってくると考えられます。

（1）組織よりプロセスを重視する

生命体の構造（企業においては組織）とは、刻々と発展し進化していく生命体を、ある時間的断面で切り取ったときの「静的側面」にすぎないという視点に立つことです。

したがって、構造（組織）そのものよりも、その構造（組織）の深層に存在するダイナミックな「プロセス」を重視する必要があります。企業における組織とは不変のものでなく、企業が進化していくために、絶えず改変していくことが必要とされるのです。また、企業内の各部門間の横断的な情報交換を積極的に展開していく試みも重要となってきます。

前途有望な企業においては、組織横断型プロジェクトや短期集中型プロジェクトが増えると思われます。その際重要なのは、企業内の「有志」が互いに情報を交換し共鳴し合い、集結し、企業の支援を受けて、組織横断型プロジェクトや短期集中型プロジェクトを実行することにあると考えられます。

これは、企業間にも適用できます。

企業が互いに情報を交換して「共鳴」し合い、「提携」を行うことも重要なポイントとなるのです。

（２）多様性を内包する

生命体が多様性のある外部環境に適応し進化していくためには、生命体の内部にも多様性があることが必要となってきます。

企業においては、さまざまな価値観を持った人が共存し、活発な相互作用を行い、その中で「自己組織化」が生まれ新しいものを「創発」していくことが望まれます。端的に言えば、似た者同士の集団よりも異なる者が集まった集団の方が適応力はあるのです。

（3）従来の日本型経営の長所は継承していく

私たちの背景には、日本の歴史、伝統、文化というものがあり、私たちは、無意識のうちにこれらの影響を受けています。

日本型経営の長所とは、次のようなことです。

①職員に安定した環境を提供する。

②人情の機微に通じる。

③相互扶助の精神

（4）企業や組織には、デリケートな側面があり、「精妙なバランス」の上に成り立っているという視点も重要です。つまり、「さじ加減」一つで良くもなれば悪くもなることがあるのです。この「さじ加減」を、現場で経験をつむことにより身につけていく必要があります。

（5）上司と部下との関係は、「管理」から「支援」に移行することが必要となってきます。安定成長時代には、トップダウン的に計画を立案し、「管理」や「組織」を重視した手法が有効性を発揮してきました。しかし、そうした時代は終わりを告げ、厳しい大競争時代の状況下においては、「個の自律を促し全体を高める」視点が重要となってきます。

前述したように、経営者や、組織内における上司が職員を支援し、自律を促し、その結果、職員は主体的に仕事に取り組み、さらに、それぞれの職員が互いに情報交換を行うことにより共鳴し合って相乗作用が発現し、そして共同的行動（集合化）をとれば、ゆらぎが発生し、企業全体に波及していくことが期待されるのです。

上司はプロデューサーとしての役割を担うことになるのです。そして、このことは、芸術（アート）に通じるものがあるのです。

2、散逸構造理論を能力開発に活用する

複雑系の学問の奥義である散逸構造理論を、企業の組織に所属する職員の能力開発に活用するための方法について述べてみたいと思います。

その秘策を要約すると、いかにして職員間に相乗作用を発現させるかということです。職員間に相乗作用が発現すれば、組織に所属する職員の実力の総和よりも大きな力が湧き起こることになり、組織は、大きな飛躍をとげることになり、複雑系へと進化するのです。それと同時に、一人一人の職員の能力も大きく向上することになるのです。

職員間に相乗作用を発現させるための前提条件として、組織が開放系であり、かつ、非平衡である必要があります。組織が開放系であるということは、具体的には次のようなことであります。

まず、組織の職員が担当する市場や職務に競合がないこと。そして、組

織内において、あるポストをめぐって複数の職員が争うことがないようにする工夫（仕組み）が必要となってきます。さらに、人事異動において公募制を導入すれば、その人の適性や能力に応じて、それにふさわしい仕事につかせることが可能となります。

次に、組織が非平衡であるということは、具体的には、次のようなことを意味します。

上司は発想の転換を行い、プロデューサーとしての役割を担うこと。そうすれば、組織はしなやかになり、臨機応変的対応や創意工夫が発現しやすくなります。誰がリーダーシップをとるかは、その時の状況に応じて上司が指名します。

なお、リストラを前提とした組織運営においては、組織は非平衡の状態ではなくなり、相乗作用が発現することはありえません。

職員間に相乗作用を発現させるためには、開放系で、かつ、非平衡の状況下において、情報交換の場をうまく設定することが重要な鍵となるのです。

（1）暗黙知、言語知の視点からの情報交換について

①言語知をもとに新たに言語知を得る

テキストやマニュアルを読んだり、各種資格を取得したり、ITを活用することなどにより、新たに言語知を得る。

②言語知をもとに新たに暗黙知を得る

言語知（知識やマニュアルを吸収したり、各種資格を取得したり、ITを活用することなどにより得られる）をもとにして、実際に現場において行動し実践して、体験を通して勘やコツなどを身につけていく。

③ 暗黙知から新たに暗黙知を得る

熟練者と仕事をともにすることにより、熟練者の持つ勘やノウハウなどを身につけていく。

④ 暗黙知から新たに言語知を得る

熟練者とディスカッションを行うことにより、熟練者が経験をつむことにより得たノウハウやコツなどを入手する。

日本のどの企業においても、職員教育は右記①と②は充実していますが、③と④は不足がちです。激動の大競争時代においては、①と②に加えて、③と④を充実させることが重要な鍵となります。

なお、好事例を読んだり聞いたりすることによりノウハウを入手することや、先人が残した「ことわざ」に学ぶことも大切なことです。

（2）提案することを奨励する

提案された側では発想の転換を行い、プロデューサーの視点に立ち、「いくつかの提案の中から、いわば将来宝石になる原石を発掘する」姿勢をとること。そうすれば、新しいアイデアを取り入れることで、いままでにはなかった素晴らしい何かが発生する可能性が出てくるのです。提案制の導入は、そのための情報交換の場となるのです。

（3）良い意味でのライバル関係

職員間に切磋琢磨が行われ、共に励まし合い、良い意味でのライバル関係になると相乗作用が発現しやすくなります。

ただし、その前提として、組織が開放系であり、かつ非平衡である必要があります。

（４）職員をうまく組み合わせる

組織というのは、さまざまな性格や感情を持った生身の人間の集まりです。単に能力や業績の観点からだけで人材を選び、あたかも機械を設計するように望ましい組織を作ろうとしても思うようにはならないことが多いものです。これは、人間同士の相性の問題があるからです。

職員の相性を判断しうまく組み合わせることで、相乗作用が発現し、予想外の大きなパワーが出現することがあります。例えば、ウマが合う職員間において、情報交換により二人の間に共鳴が出現した場合には、相乗作用が発現しやすくなります。

第5章　複雑系の経済学の一般論

1、複雑系の経済学の一般論

経済を複雑系の視点で見るときには、経済というものを生命体としてとらえる必要があります。

一方、これまでは、近代科学と現代科学に立脚し、経済を機械論と要素還元主義の手法だけで把握しようとしてきました。しかし、今日の世界経済は、従来の経済学の予想通りにはいかなくなっています。

その典型的な例が、一九九八年のヘッジファンドの破綻です。かれらは、数理経済学を駆使した金融工学に基づいてデリバティブを作り出しましたが、結局、破綻しました。このことは、経済には数式だけでは理解することができない深淵な領域があり、経済は生き物であることを如実に物語っています。

経済学の元祖の一人で、物理学的概念を本格的に経済学に導入したことで知られるアルフレッド・マーシャルでさえ、その著書「経済学原理」において、「経済学者の目指すところは、数理経済学というよりも、むしろ経済生物学である。しかし、生物学的思考の原理がよく分からないので、物理学的な力学的推論に比較的多く頼らなくてはならない」という趣旨のことを述べていたのです。

ケインズ経済学は、経済を機械的に制御するという意味で一九六〇年代から一九七〇年代前半にかけて説得力を持ちました。また、市場主義の新古典派経済学（ニュー・クラシカル）は、一九八〇年代に説得力を持ちました。新古典派経済学〈ニュー・クラシカル〉は、市場の均衡論で解いています。

アルフレッド・マーシャルが唱えた経済学、ケインズ経済学および新古典派経済学（ニュー・クラシカル）は、機械論と要素還元主義に立脚しており、単純系に属します。

二十一世紀の経済への洞察を深めるためには、経済というものを生命体としてとらえて、経済生物学の視点に立つ必要があります。

具体的には、世界経済を、国際金融資本を頂点とする生態系としてとらえることが重要なポイントとなります。世界経済にきわめて大きな影響力を持つ国際金融資本の動きを的確にとらえることが、株価、為替および景気などの経済の動向を予測するうえで非常に重要となってくるのです。

また、経済（株価、為替および景気など）の動向を予測するに際しては、カオス理論を用いると効果的であると考えられます。「歴史は繰り返す」ということわざがありますが、カオスにおいては、過去に起きたことと同じことが再び出現するのです。カオスに属する事象である経済（株価、為替および景気など）に関して、その将来を予測する場合には、過去に起きたことと同じことが再び出現することを念頭において、過去の変動のパターンや歴史を把握し、さらに、現在の状況を的確に認識することにより、今後どのような展開が見られるかを推測するスタンスをとることが有効であると考えられます。

今日の日本のデフレは、海外から安価な製品や農作物が大量に入ってくることによって生じた必然の結果であると考えられます。日本の実体経済とデフレとは、直接的な関係はないと言えるでしょう。日本の実体経済が不調なのでデフレが発生したとは言えないのです。

歴史的に見れば、十九世紀のイギリスのヴィクトリア女王の時代において、デフレが続きました。一八七七年にインドがイギリスの植民地となり、その後も、イギリスの植民地や勢力圏は拡大していきました。当時のイギリスは、海外の植民地などから安価な農作物や品物が大量に入ってくることによってデフレが発生し、長期間にわたってデフレが続きました。

一方、歴史的に見れば、物価は、上昇も下落もしないで一定した状態である期間が圧倒的に長いのです。さらに、インフレが発生するということは、きわめて特殊な事態であるのです。

経済というものは生命体であり、人為的な操作でインフレを発生させることは、自然の摂理に反することになり、結局は国民に大きな負担をしいることにつながると考えられます。

2、資産運用に脳生理学を活用する

資産運用を行うときには、いわば、「直感と科学を車の両輪とする」ことが重要なポイントです。ここでいう科学とは、経済学、経営学、政治学、社会学、ＩＴを駆使した情報収集およびコンピューター・シミュレーションなどです。

資産運用を行う場合には、論理的思考ですべてを解決できるという発想を捨てる必要があります。もちろん、論理的思考はとても大切ですが、これを十分に行うと同時に、直感や予測・予知能力を発揮する心構えでいる必要があるのです。つまり、常日頃から右脳を活性化させ、相場観、嗅覚をとぎすませておくことが重要なポイントとなるのです（右脳の活性化については、本書の「第３章 複雑系の方法序説　２、脳生理学を活用する」を参照してください）。

かつての安定成長の時代においては、多くの情報を収集し、調査分析を緻密に行い、論理的に考察すれば、株価、為替および景気などの経済の動向を把握し、将来の動きを予測することは可能でした。一人よりも複数の方が情報収集力にすぐれていました（当時は、インターネットやパソコンは普及していませんでした）。そのため、資産運用においては、個人でするよりも、チームプレーの方が有効である場合が多かったのです。

しかし、一九九〇年に始まる、日本のバブル経済の崩壊により、安定成長の時代は終焉《しゅうえん》し、慢性的な不況の時代になりました。この慢性的な不況の時代は、激動の大競争時代でもあります。

このような状況下においては、資産運用は、チームプレーよりも、一人一人が個別に行うことを重視することが必要となってきます。そして、各自が、ＩＴを駆使して多くの有益な情報を収集し、調査分析を緻密に行い、そのようにして得られた知見を、各自がそれぞれ持ちよって、共有化することも重要となってきます。

この共有化された知見と、国際金融資本の動きと、過去の変動のパターンを、それぞれ認識しながら、一人一人が個別にひらめきや直感を発現させて予測・予知を的確に行うのです。

脳生理学的に見ますと、ひらめきや直感はきわめて個人的な能力であり、チームプレーによってこれらを発現させることは難しいのです。さらに、ひらめきや直感を発現させるためには、右脳の活性化が必要となります。

第6章　複雑系と心理学

意識、無意識および集合的無意識は、それぞれが心理学の重要な用語です。ここでいう無意識とは、潜在意識のことです。精神科医であり心理学者のC・G・ユングによれば、無意識の領域のさらに奥深いところには、集合的無意識というものがあり、そこには、これまで人類が得た英知が存在するとされています。

脳生理学的に見れば、意識には左脳がかかわっており、無意識と集合的無意識には右脳がかかわっています。

これまで繰り返し述べてきたように、複雑系においては、重ね合わせの原理は通用せず、全体は部分の総和以上のものです。部分が自己組織化の機序で集結することにより、全体として見たときには、異なる次元の新しい性質が現れてくる、つまり、創発が発現するのです。

そのため、複雑系を認識するためには、全体をありのままにとらえる（複雑系を複雑なまま把握する）視点が必要とされるのです。その際、直感、ひらめきおよび感性などが重要となってきます。したがって、複雑系を認識するためには、脳生理学的にみて右脳が大きくかかわってくるのです。言いかえれば、複雑系を認識するためには、意識だけでなく、無意識と集合的無意識が大きくかかわってくるのです。

これも前述したように、脳の中の無意識の領域の中には、ビデオテープのようなものが存在し、人が生まれてから死ぬまでの様子が、たえず収録されていきます。私たちは、意識的にはまったく気づかない膨大な量の情報を、無意識の領域で感知しているのです。そして、ビデオテープのようなものにたえず収録されていくのです。意識で認識しているのは全情報量のうちの、ほんのわずかです。無意識の領域には、きわめて膨大な量の情報や記憶が蓄積されています。つまり、無意識の領域の記憶や情報は、意識された記憶（左脳により言語化され、記銘、保持、再生というメカニズムによるもの）と比べると、ほとんど無尽蔵と言っていいほど大量にあるのです。

ひらめきや直感は、こうした無意識領域や集合的無意識領域の情報や記憶が働き出して、意識にのぼってくることにより発現します。この原動力となるのが、Ｃ・Ｇ・ユングによれば、無意識領域にある、目的論的な方向性（希望を実現させて、より良い方向に進化したいということ）であるのです。

１、意識について

十七世紀のフランスのデカルトは、「我思う、ゆえに我あり」と唱え、まずは一切を疑うという方法的懐疑により、世界のすべてが偽りだとしても、まさにそのように疑っている意識作用が確実であるならば、そのように意識しているところの「我」だけはその存在を疑うことができないとしました。デカルトは、意識というものに、そして今日でいう心理学に最初に光をあてた人物だといえましょう。

2、無意識について

無意識の領域に最初に光をあてたのは、オーストリアの精神科医であり精神分析学者であったS・フロイトです。フロイトは、精神分析により、人の意識下には、無意識（潜在意識）が存在することを発見しました。そして、無意識の領域には、抑圧された性的なものが蓄積されているとしました。

フロイトは、ヒステリーの研究を、精神分析を用いて行いました。ヒステリーとは、ストレスが引き金となって、病的に興奮して感情を抑制することができなくなる状態です。身体症状として、多彩な表情（泣いたり、怒ったり）、震え、声が出なくなる、頭痛、けいれんなどがあげられます。

フロイトは、多くのヒステリーの症例を綿密に調査し、実証的に考察しました。そして、一八九五年（フロイトが三十九歳時）、ヒステリーには幼少期に受けた性的虐待が関与しているということを発表しました。

これに基づいて、フロイトは、ヒステリーの患者が、その無意識の領域に封印した過去を、振り返って思い出して、そのことについて話をすれば、ヒステリーの症状が消失するということを発見しました。この治療法は、「お話し療法」と呼ばれました。彼は、治療にあたって、性的な抑圧を重視しました。

3、集合的無意識について

C・G・ユングは、スイスの精神科医であり心理学者です。深層心理について研究し、分析心理学（通称、ユング心理学）の理論を創始しました。彼は、フロイトが一九一〇年に創設した国際精神分析学会の初代会長となりました。

ユングは、無意識の領域は、抑圧された性的なものだけにとどまらず、きわめて広大なひろがりがあることを指摘しました。さらに、ユングによれば、無意識の領域のさらに奥深いところには、集合的無意識というものがあり、ここには、これまで人類が得た英知が存在すると唱えました。つまり、集合的無意識は、時間を超越して存在するのです。

人々は、集合的無意識を共有しています。共有しているということは、つながっていると見ることができます。意識と無意識は、個々人がそれぞれ別々に保有するものですが、人々は、集合的無意識でつながっているのです。ということは、集合的無意識は、空間を超越して存在するといえます。共時性（シンクロニシティ）は、集合的無意識が空間を超越して存在することの現れです。

共時性（シンクロニシティ）とは、いわば、意味のある偶然の一致のことです。ユングは、すべてではないが、「偶然の一致」の一部は、単なる文字通りの「偶然」ではなく、集合的無意識を介するコミュニケーションにより出現したものであるとしました。

その例として、次のような事例があげられます。

Ａという人物が、午前一時に親友のＢが車にひかれて即死した夢を見て目がさめました。まさにちょうどそのときにＢは車にひかれて即死したのです。Ｂの念が集合的無意識を介してＡの夢の中に現れたと思われます。

第7章　複雑系と生物学

生物学の分野では、科学の分析的手法を用いた分子生物学が一九三〇年代後半に誕生しました。分子生物学とは、生命現象を分子レベルで解明しようとする生物学の一つの分野で、一九五〇年頃からさかんになりました。分子生物学は、物理学や化学の手法を取り入れて、生体内の各種物質や遺伝子（ＤＮＡ）の分子構造を解明したりしてきました。

分子生物学が分析的手法で目覚ましい成功をおさめていた一九七〇年代までは、研究者たちは、この方法により「生命」というものを最終的には解明できるものと思い込んでいました。

しかし、一九八〇年代も半ばになり、分子生物学の究極の地が視野に入り出す段階にまで達したとき、初めて、分析的手法だけでは生命をつきとめることができないのではないか、という認識が生まれました。

こういった分子生物学の限界が、複雑系の学問が生まれる一つのきっかけとなったのです。

生物（生命体）に関しては、構成要素だけを見ていては、全体をとらえることはできません。構成要素間の相互作用の結果として、「自己組織化」が出現することにより、異なる次元の新しい性質が現れる、つまり、創発が発現するわけですが、生物（生命体）は、まさに複雑系に属しているのです。

例えば、生物（生命体）においては、一つ一つの「細胞」が集まって「臓器」を形成します。「臓器」は、きわめて多数の「細胞」が「自己組織化」の機序で集結することにより、個々の「細胞」の持つ性質とは異なる、「臓器」という異なる次元の性質を持つことになるのです。したがって、生物学や生命科学においては、全体をありのままにとらえる視点が必要とされるわけです。

その際には、直感、ひらめき、感性などが重要となってきます。脳生理学的に見ますと、右脳が大きくかかわってくるのです。

もちろん、生物学や生命科学においては分析的手法も必要です。分析的手法には、左脳が大きくかかわっています。したがって、生物学や生命科学の研究には、脳生理学的に見ると右脳と左脳の両方の活性化、つまり全脳的活性化が求められるのです。

このことは、医学にもあてはまると考えられます。医療においては、分析的手法を用いて各種検査を行い、病気を発見することは当然必要とされますが、治療に際しては、人を見ず病気だけにとらわれることがないように、患者さんを、全人的に、全体をありのままにとらえる視点も必要とされるのです。

ノーバート・ウィーナー博士は、一九四八年に、「サイバネティックス」

を提唱しました。一九四八年に出版された著書「サイバネティックス」の中で、サイバネティックスとは、「動物と機械における通信、制御および情報処理の問題を統一的に取り扱う総合科学」と定義しました。

ウィーナー博士は、末梢《まっしょう》神経系《しんけいけい》に属する運動神経の活動は、コンピューターと同様に、全か無か（1か0か）の原理に従うことを発見し、「閾《いき》値《ち》」の概念を導入しました。閾値とは、ある作用因が生体に反応を引き起こす最小値のことです。生体の細胞の中でも、運動神経に支配された筋肉細胞などは刺激が弱いときには反応を起こしませんが、刺激が閾値に達すると、大きな反応が起こり、それ以上刺激を強くしても、その反応の大きさは変わらないのです。

ウィーナー博士は、それまで工学で使われていた「フィードバック」が、人体の中でも起きていることを指摘しました。事実、人体の内分泌系においては、例えば、次のようなことが起きているのです。

脳にある下垂体前葉《かすいたいぜんよう》から分泌される副腎皮質刺激《ふくじんひしつしげき》ホルモン（ＡＣＴＨ）は、副腎皮質からの副腎皮質ホルモンの分泌を促進します。ところが、副腎皮質ホルモンの分泌量が過剰になると、副腎皮質ホルモンが下垂体前葉に作用して、下垂体前葉からの副腎皮質刺激ホルモン（ＡＣＴＨ）の分泌を抑制します。その結果、副腎皮質ホルモンの分泌が減少します（このことを「負のフィードバック」と言います）。

ウィーナー博士は、決定論には、安定な解だけでなく、不安定な解があることを指摘しました。太陽系の惑星の運行は、何世紀にもわたって予測できます。太陽系の惑星の運行は、決定論であり、解は安定しているのです。

これに対して、天気予報を正確に行うことは困難です。明日の天気予報でさえ、雨の確率は何十パーセントと表現します。天気予報は、決定論ではあるが、解は不安定であるのです。このことは、複雑系の学問における重要な理論である「カオス理論」を先取りしています。

ウィーナー博士は、「自己組織化」をとりあげて言及しました。複雑系の学問における重要な概念である「自己組織化」という言葉も、もとはといえばウィーナー博士がその著書「サイバネティックス」の第二版で使ってから広く注目されるようになった言葉なのです。

複雑系の学問は、一九八〇年代の半ばに誕生しましたが、ウィーナー博士が提唱したサイバネティックスは、複雑系の学問が誕生するための、いわば「序曲」であったのです。

終章　脳生理学的見地からの健康論

現代日本はストレス社会です。私たち一人一人が大きなストレスに直面して生きていかなければなりません。

前にも述べたように、一九九八年に初めて日本の自殺者数は一年間に三万人を超えてしまい、その後も自殺者数は高い水準にあります。さらに、自殺未遂者数は、少なく見積もっても、自殺者の十倍は存在するであろうと推計されています。

自殺の一番大きな原因がうつ病です。うつ病の患者数は増加しています。したがって、今日の日本社会はきわめて厳しく深刻な状態にあることを、私たちは自覚する必要があるのです。そして、心の健康をそこなわないように、たえず用心しておく必要があるのです。

このような状況下において、読者諸氏に役立てていただきたいという趣旨で、最後に「脳生理学的見地からの健康論」をとりあげたいと思います。

さて、人が社会生活を営み、職場、学校および家庭などにおいてその能力を十分に発揮するためには、健康である必要があります。

しかし、現代日本はストレス社会であり、老若男女を問わず、それぞれがストレスに直面して生きていかなければなりません。このような状況下において、ストレスとうまく付き合っていく方法を述べてみたいと思います。

人の営みは、脳の働きが中心となって行われます。内臓の自律的な働きに関与する「植物脳」、生きようとする根源的な欲求や意欲、喜怒哀楽および快・不快などに関与する「動物脳」、知性、知能に関与する「知性脳」から形成される脳の働きが、生命活動に大きくかかわっているのです。つまり、私たちの心の中には、人としての心以外にも、植物や動物の心もあるのです。ですから、私たちは、植物や動物と心を通い合わせることができるのです。動植物とのふれあいは、大きな癒やしとなります。

仏教では、人には百八つの煩悩があるとされていますが、人の煩悩は、「動物脳」の成せるわざかもしれません。ですから、邪悪な思いや雑念が頭に浮かんでも、自分自身を責めることはしない方がいいと思います。むしろ、これらを超越することが必要なのです。

脳生理学的に見ると、「植物脳」は脳幹《のうかん》（中脳、橋、延髄）、「動物脳」は視床下部と大脳辺縁系、「知性脳」は大脳新皮質です（図1と図4参照）。

健康を保持するためには、「動物脳」である視床下部と大脳辺縁系を正常に保つ必要があります。生きようとする根源的な欲求や意欲は視床下部から生まれます。視床下部は、内分泌系、自律神経系および免疫系の中枢であり、これらがホメオスターシス（生体恒常性：生体の内部環境を一定に保つこと）にかかわっています。ストレスが直接作用する部位は視床下部です。

また、大脳辺縁系は、多数の小さな脳の集合体であり、ここから感情（喜怒哀楽、快・不快、不満など）、不安、落ち着きなどが生じます。視床下部と大脳辺縁系は密接な関係にあり、視床下部・大脳辺縁系と呼ばれています。

ストレスにより、視床下部・大脳辺縁系が変調をきたすと、うつ病、神経症（ノイローゼ）および自律神経失調症などの精神疾患や、心身症（ストレスのために生じた身体の疾患）を発症するのです。

脳内の松果体も健康を保持することにかかわっています。松果体において、セロトニンからメラトニンというホルモンがつくられて分泌されています。メラトニンは睡眠物質であり、人が睡眠をとるうえで必要不可欠な物質です。また、メラトニンは血流にのって全身の細胞に時間のメッセージを送り、生体リズム（サーカディアンリズム）をつかさどっています。そのため、生体の各種のホルモンの分泌、体温および血圧などには、約二十四時間周期で繰り返す固有のリズムである日内変動が存在します。

他にも、メラトニンには免疫力を高める作用や動脈硬化を予防する作用などもあります。松果体からメラトニンは夜に活発に分泌されます。メラトニンの分泌が正常に行われるためには、昼間は明るい光の中で過ごし、反対に、夜は照明を必要最小限にして暗さを感じる必要があります。また、リラックスするとメラトニンの分泌が増加します。

現代日本社会は、物質的に豊かになり、また、生活がとても便利になったことひきかえに、かつてないストレス社会となっています。また、夜間もオフィス、住宅および街は光で満ちあふれ、コンビニなどの二十四時間営業が増加して、四六時中活動している社会です。

視床下部・大脳辺縁系と松果体には、重要な共通点があります。それは、どちらにも神経伝達物質（脳内物質）であるセロトニンが大きくかかわっていることです。

ストレスは視床下部に直接作用し、その結果、大脳辺縁系においてノルアドレナリンとアドレナリンが分泌され、怒り、悲しみ、不快、不満、不安および恐怖などの感情が出現します。これらの感情を抑えて、仕事や日常生活をスムーズにするように働いている物質がセロトニンです。現代のストレス社会により、セロトニンは不足しやすくなっています。

大きなストレスにより、セロトニンが大量に消費されて大きく不足すると、精神が不安定となり、気分が落ち込み、抑うつ状態になります。メラトニンは、松果体においてセロトニンからつくられるので、セロトニンが大きく不足すると、メラトニンも大きく不足するようになり、不眠症になります。抑うつ状態と不眠症が出現し、うつ病になってしまうのです。

このように、現代日本社会は、脳内のセロトニンやメラトニンを不足・欠乏させる社会構造となっています。そのため、うつ病の患者数が増加しているのです。

人としての活動には、大脳の新皮質の知性を働かすだけでなく、視床下部・大脳辺縁系から生まれる、怒り、悲しみ、不快、不満、不安および恐怖などの感情を、人間らしいかたちで解放することが必要となってきます。

ストレス社会における精神疾患や心身症の背景には、「失感情症」と「失体感症」があります。「失感情症」とは、精神的にもう少し楽をしたい、くつろぎたい、遊びたい、休みたいといった、人間的欲求や感情をぐっと抑え込んでしまった状態です。

その結果、喜怒哀楽の感情や本能的欲求などが鈍麻しやすくなるのです。「失体感症」とは、肉体への気づきが悪くなった状態です。つまり、肉体からの痛みや苦しみといったサインを感じることができなくなった状態です。これらを予防するためには、具体的には、次の方法があります。
①できるだけ休息をとることです。同じ仕事でも、一度も休憩をとらないで完了した場合と、途中で少なくとも一回は休憩をとった場合を比べると、途中で少なくとも一回は休憩をとった場合の方が消耗度はかなり軽くなります。
今日の企業や官公庁の職員（非正規職員を含む）などは、ＩＴ（パソ

コンや携帯電話など）を駆使しなければならなくなりました（しかし、ＩＴが普及したこととは反対に、日本の不況は深刻化しています）。ＩＴが普及する前と比べて、人々は多忙となり疲弊しています。医学的にみて、パソコンで電子メールやワードやエクセル操作などを長時間にわたって休憩をとらずに行うことや、携帯電話を常に所持して「オン」にしていることは、女性の健康と美容には悪いし、男性にとっても健康に悪影響を及ぼしているのです。

厚生労働省労働基準局が平成十四年四月五日に策定した、新しい「ＶＤＴ作業における労働衛生管理のためのガイドライン」によれば、ＩＴ関係（パソコンなど）の作業に従事している人のうち、精神的疲労を感じている者が三六・三％、身体的疲労を感じている者が七七・六％にものぼっています。そのため、作業者が心身の負担が少なく作業を行うことができるように、作業時間、作業休止時間等について次のような基準を定め、作業時間の管理を行うこととしました。

（ｉ）一日のＩＴ関係の作業時間

他の作業を組み込むこと、または他の作業とのローテーションを実施することなどにより、一日のＩＴ関係の連続作業時間が短くなるように配慮すること。ＩＴ関係の一連続作業時間は一時間を超えないようにすること。一連続作業と連続作業の間に十〜十五分の作業休止時間を設けること。一連続作業時間内において一〜二回程度の小休止を設けること。

（ii）業務量への配慮

作業者の疲労の蓄積を防止するため、個々の作業者の性質を十分に配慮した無理のない適度な業務量となるよう配慮すること。

私の個人的見解として、電子メールの代わりに回覧板を用いたり、資料作成に際しても、ワードやエクセルなどの操作が苦手な職員に対しては、ある程度は、手書きを許可することなどの取り組みも必要であると思います。

②休日を積極的に活用することも重要です。つまり、休日には仕事のことはできるだけ忘れて、自由な空間にひたる工夫をするのです。もう一人の自分を発見することです。

③右脳を働かせることも重要なことです。現代人の左脳は酷使され疲れています。そのため、マイナス思考に陥りやすく、ストレスを蓄積させています。したがって、左脳を休めて右脳を使うことが必要となってきます。右脳を使うことが左脳のスイッチを切り、休ませることになるのです。例えば、絵を描いたり、クラシック音楽（特にバロック）などに親しむことも、右脳を働かせることになり、このことが心のリフレッシュ

につながるのです。なお、日本舞踊は右脳の活性化につながると言われています。

④リラックス法でもある丹田呼吸法を行う。詳細は、「第3章 複雑系の方法序説 2、脳生理学を活用する」を参照してください。

⑤「自然への復帰」も効果的です。例えば、森林浴などがいいと思います。自然の中にいると気持ちをリラックスさせてくれます。

森林の中に入れば、現代社会から離れた空間に身をおくことになるので、解放感にひたることができます。さらに、樹木から発散される、芳香性物質であり、かぐわしい香りがするフィトンチッドには、癒やしや安らぎを与える作用があります。

また、自然界の現象は一定ではありません。例えば、風のそよぎ、川のせせらぎなどは、複雑な変動をしています。人間を含めたすべての生物は、約四十億年前に地球に生命が誕生してから、この自然のリズムを感じながら生きてきたのです。

時には、休日に「自然への復帰」をしてみることです。一時的に現代社会から離れて、自然のふところに飛び込むことによって、自然により生かされていることに気づくのです。そこでは、私たちは自然の偉大さと包容力を感じることになるのです。

●参考文献

『散逸構造』（G・ニコリス、I・プリゴジーヌ著　小畠陽之助、相沢洋二訳　岩波書店　一九八〇年）
『サイバネティックス　第2版』（ノーバート・ウィーナー著　池原止戈夫、彌永昌吉、室賀三郎、戸田巌訳　岩波書店　一九六二年）
『生命論パラダイムの時代』（日本総合研究所編　ダイヤモンド社　一九九三年）
『複雑さを科学する』（米沢富美子著　岩波書店　一九九五年）
『ひらめき・直感力を磨く能力開発法』（佐藤政彦著　たま出版　二〇一三年）

<著者紹介>

佐藤　政彦（さとう　まさひこ）

1958年生まれ。

1983年新潟大学医学部卒。

内科診療に従事した後、1996年に大手生命保険会社に入社し、診査センター長等を歴任。

2012年に退職し、執筆活動に入る。

著書に「ひらめき・直感力を磨く能力開発法」（たま出版）がある。

医学博士

複雑系は21世紀の魔法のつえ　複雑系の方法序説

2014年5月21日　初版第1刷発行

著　者　佐藤 政彦
発行者　韮澤 潤一郎
発行所　株式会社 たま出版
〒160-0004 東京都新宿区四谷4－28－20
☎ 03-5369-3051（代表）
http://tamabook.com
振替　00130-5-94804

組　版　一企画
印刷所　株式会社エーヴィスシステムズ

ISBN978-4-8127-0368-7　C0011